Ferri 临床诊疗指南
——骨科疾病诊疗速查手册

Ferri's Clinical Advisor
Manual of Diagnosis and Therapy in Orthopedic Diseases

原　　　著　Fred F. Ferri

丛 书 主 审　王福生

丛 书 主 译　张　骅　徐国纲

分 册 主 审　黎志宏

分 册 主 译　黄添隆

U0197354

北京大学医学出版社

Ferri LINCHUANG ZHENLIAO ZHINAN——GUKE JIBING
ZHENLIAO SUCHA SHOUCE
图书在版编目（CIP）数据

Ferri 临床诊疗指南 . 骨科疾病诊疗速查手册 /（美）
弗雷德·费里（Fred F. Ferri）原著；黄添隆主译 . —
北京：北京大学医学出版社，2021.8
书名原文：Ferri's Clinical Advisor 2021
ISBN 978-7-5659-2420-0

Ⅰ. ① F… Ⅱ. ①弗… ②黄… Ⅲ. ①骨疾病 – 诊疗
Ⅳ. ① R

中国版本图书馆 CIP 数据核字（2021）第 094743 号

北京市版权局著作权合同登记号：图字：01-2021-1812

Elsevier (Singapore) Pte Ltd.
3 Killiney Road, #08-01 Winsland House I, Singapore 239519
Tel: (65) 6349-0200; Fax: (65) 6733-1817

注　意

Ferri 临床诊疗指南——骨科疾病诊疗速查手册

主　　译：黄添隆
出版发行：北京大学医学出版社
地　　址：（100191）北京市海淀区学院路 38 号　北京大学医学部院内
电　　话：发行部 010-82802230；图书邮购 010-82802495
网　　址：http://www.pumpress.com.cn
E-mail：booksale@bjmu.edu.cn
印　　刷：北京信彩瑞禾印刷厂
经　　销：新华书店
责任编辑：高　瑾　梁　洁　　责任校对：靳新强　　责任印制：李　啸
开　　本：889 mm×1194 mm　1/32　　印张：8.125　　字数：260 千字
版　　次：2021 年 8 月第 1 版　2021 年 8 月第 1 次印刷
书　　号：ISBN 978-7-5659-2420-0
定　　价：68.00 元
版权所有，违者必究
（凡属质量问题请与本社发行部联系退换）

译者名单

主　审　黎志宏

主　译　黄添隆

副主译　李　辉

译　者　（按姓名汉语拼音排序）

黄添隆　中南大学湘雅二医院

兰　霞　重庆大学附属肿瘤医院

黎建文　东莞市人民医院

李　辉　中南大学湘雅二医院

李亚伟　中南大学湘雅二医院

刘　岗　苏州工业园区星海医院

刘　偲　中南大学湘雅二医院

毛敏之　中南大学湘雅二医院

南　勇　浙江省人民医院

欧英炜　浙江省人民医院

任晓磊　中南大学湘雅二医院

王俊杰　中南大学湘雅二医院

王孝宾　中南大学湘雅二医院

魏建伟　中南大学湘雅二医院

张　骅　北京市和平里医院

Allison Dillon

Thomas H. Dohlman

Stephen Dolter

David J. Domenichini

Kathleen Doo

James H. Dove

Andrew P. Duker

Shashank Dwivedi

Evlyn Eickhoff

Christine Eisenhower

Amani A. Elghafri

Pamela Ellsworth

Alan Epstein

Patricio Sebastian Espinosa

Danyelle Evans

Mark D. Faber

Matthew J. Fagan

Ronan Farrell

Timothy W. Farrell

Kevin Fay

Mariam Fayek

Jason D. Ferreira

Fred F. Ferri

Heather Ferri

Barry Fine

Staci A. Fischer

Tamara G. Fong

Yaneve Fonge

Michelle Forcier

Frank G. Fort

Glenn G. Fort

Justin F. Fraser

Gregory L. Fricchione

Michael Friedman

Daniel R. Frisch

Anthony Gallo

Mostafa Ghanim

Irene M. Ghobrial

Katarzyna Gilek-Seibert

Richard Gillerman

Andrew Gillis-Smith

Dimitri Gitelmaker

Alla Goldburt

Danielle Goldfarb

Jesse Goldman

Corey Goldsmith

Maheswara Satya Gangadhara Rao Golla

Caroline Golski

Helen B. Gomez

Avi D. Goodman

Paul Gordon

John A. Gray

Simon Gringut

Lauren Grocott

Stephen L. Grupke

Juan Guerra

Patan Gultawatvichai

David Guo

Priya Sarin Gupta

Nawaz K. A. Hack

Moti Haim

Sajeev Handa

M. Owais Hanif

Nikolas Harbord

Sonali Harchandani

Erica Hardy

Colin J. Harrington

Taylor Harrison

Brian Hawkins

Don Hayes

Shruti Hegde

Rachel Wright Heinle

Dwayne R. Heitmiller

Jyothsna I. Herek

Margaret R. Hines

Ashley Hodges

Pamela E. Hoffman

R. Scott Hoffman

Dawn Hogan

N. Wilson Holland

Siri M. Holton

Anne L. Hume

Zilla Hussain

Donny V. Huynh

Terri Q. Huynh

Sarah Hyder

Dina A. Ibrahim

Caitlin Ingraham

Nicholas J. Inman

Louis Insalaco

Ashley A. Jacobson

Koyal Jain

Vanita D. Jain

Fariha Jamal

Sehrish Jamot

Robert H. Janigian

Noelle Marie Javier

Michael Johl

Christina M. Johnson

Michael P. Johnson

Angad Jolly

Rebecca Jonas

Kimberly Jones

Shyam Joshi

Siddharth Kapoor

Vanji Karthikeyan

Joseph S. Kass

Emily R. Katz

Ali Kazim

Sudad Kazzaz

Sachin Kedar

A. Basit Khan

Bilal Shahzad Khan

Rizwan Khan

Sarthak Khare

Hussain R. Khawaja

Byung Kim

Robert M. Kirchner

Robert Kohn

Erna Milunka Kojic

Aravind Rao Kokkirala

Yuval Konstantino

Nelson Kopyt

Lindsay R. Kosinski

Katherine Kostroun

Ioannis Koulouridis

Timothy R. Kreider

Prashanth Krishnamohan

Mohit Kukreja

Lalathaksha Kumbar

David I. Kurss

Sebastian G. Kurz

Michael Kutschke

Peter LaCamera

Ann S. LaCasce

Ashley Lakin

Jayanth Lakshmikanth

Uyen T. Lam

Jhenette Lauder

Nykia Leach

David A. Leavitt

Kachiu C. Lee

Nicholas J. Lemme

Beth Leopold

Jian Li

Suqing Li

Donita Dillon Lightner

Stanley Linder

Kito Lord

Elizabeth A. Lowenhaupt

Curtis Lee Lowery III

David J. Lucier Jr.

Michelle C. Maciag

Susanna R. Magee

Marta Majczak

Shefali Majmudar

Gretchen Makai

Pieusha Malhotra

Eishita Manjrekar

Abigail K. Mansfield

Stephen E. Marcaccio

Lauren J. Maskin

Robert Matera

Kelly L. Matson

Maitreyi Mazumdar

Nadine Mbuyi

Russell J. McCulloh

Christopher McDonald

Barbara McGuirk

Jorge Mercado

Scott J. Merrill

Jennifer B. Merriman

Rory Merritt

Brittany N. Mertz

Robin Metcalfe-Klaw

Gaetane Michaud

Taro Minami

Hassan M. Minhas

Jared D. Minkel

Farhan A. Mirza

Hetal D. Mistry

Jacob Modest

Marc Monachese

Eveline Mordehai

Theresa A. Morgan

Aleem I. Mughal

Marjan Mujib

Shiva Kumar R. Mukkamalla

Vivek Murthy

Omar Nadeem

Catherine E. Najem

Hussain Mohammad H. Naseri

Uzma Nasir
Adrienne B. Neithardt
Peter Nguyen
Samantha Ni
Melissa Nothnagle
James E. Novak
Chloe Mander Nunneley
Emily E. Nuss
Gail M. O'Brien
Ryan M. O'Donnell
Adam J. Olszewski
Lindsay M. Orchowski
Sebastian Orman
Brett D. Owens
Paolo G. Pace
Argyro Papafilippaki
Lisa Pappas-Taffer
Marco Pares
Anshul Parulkar
Birju B. Patel
Devan D. Patel
Nima R. Patel
Pranav M. Patel
Saagar N. Patel
Shivani K. Patel
Shyam A. Patel
Brett Patrick
Grace Rebecca Paul
E. Scott Paxton
Mark Perazella
Lily Pham
Long Pham
Katharine A. Phillips
Christopher Pickett
Justin Pinkston
Wendy A. Plante
Kevin V. Plumley
Michael Pohlen
Sharon S. Hartman Polensek
Kittika Poonsombudlert
Donn Posner
Rohini Prashar
Amanda Pressman
Adam J. Prince
Imrana Qawi
Reema Qureshi
Nora Rader
Jeremy E. Raducha
Samaan Rafeq
Neha Rana

Gina Ranieri
Bharti Rathore
Ritesh Rathore
Neha P. Raukar
John L. Reagan
Bharathi V. Reddy
Chakravarthy Reddy
Snigdha T. Reddy
Anthony M. Reginato
Michael S. Reich
James P. Reichart
Daniel Brian Carlin Reid
Victor I. Reus
Candice Reyes
Harlan G. Rich
Rocco J. Richards
Nathan Riddell
Giulia Righi
Alvaro M. Rivera
Nicole A. Roberts
Todd F. Roberts
Gregory Rachu
Emily Rosenfeld
Julie L. Roth
Steven Rougas
Breton Roussel
Amity Rubeor
Kelly Ruhstaller
Javeryah Safi
Emily Saks
Milagros Samaniego-Picota
Radhika Sampat
Hemant K. Satpathy
Ruby K. Satpathy
Syeda M. Sayeed
Daphne Scaramangas-Plumley
Aaron Schaffner
Paul J. Scheel
Bradley Schlussel
Heiko Schmitt
Anthony Sciscione
Christina D. Scully
Peter J. Sell
Steven M. Sepe
Hesham Shaban
Ankur Shah
Kalpit N. Shah
Shivani Shah
Esseim Sharma
Yuvraj Sharma

Lydia Sharp
Charles Fox Sherrod IV
Jessica E. Shill
Philip A. Shlossman
Asha Shrestha
Jordan Shull
Khawja A. Siddiqui
Lisa Sieczkowski
Mark Sigman
James Simon
Harinder P. Singh
Divya Singhal
Lauren Sittard
Irina A. Skylar-Scott
John Sladky
Brett Slingsby
Jeanette G. Smith
Jonathan H. Smith
Matthew J. Smith
U. Shivraj Sohur
Vivek Soi
Rebecca Soinski
Maria E. Soler
Sandeep Soman
Akshay Sood
C. John Sperati
Johannes Steiner
Ella Stern
Philip Stockwell
Padmaja Sudhakar
Jaspreet S. Suri
Elizabeth Sushereba
Arun Swaminathan
Joseph Sweeney
Wajih A. Syed
Maher Tabba
Dominick Tammaro
Alan Taylor
Tahir Tellioglu
Edward J. Testa
Jigisha P. Thakkar
Anthony G. Thomas
Andrew P. Thome
Erin Tibbetts
Alexandra Meyer Tien
David Robbins Tien
Helen Toma
Iris L. Tong
Brett L. Tooley

Steven P. Treon
Thomas M. Triplett
Hiresh D. Trivedi
Vrinda Trivedi
Margaret Tryforos
Hisashi Tsukada
Joseph R. Tucci
Sara Moradi Tuchayi
Melissa H. Tukey
Junior Uduman
Sean H. Uiterwyk
Nicole J. Ullrich
Leo Ungar
Bryant Uy
Babak Vakili
Emily Van Kirk
Jennifer E. Vaughan
Emil Stefan Vutescu
Brent T. Wagner
J. Richard Walker III
Ray Walther
Connie Wang
Danielle Wang
Jozal Waroich
Emma H. Weiss
Mary-Beth Welesko
Adrienne Werth
Matthew J. White
Paul White
Estelle H. Whitney
Matthew P. Wicklund
Jeffrey P. Wincze
John P. Wincze
Marlene Fishman Wolpert
Tzu-Ching (Teddy) Wu
John Wylie
Nicole B. Yang
Jerry Yee
Gemini Yesodharan
Agustin G. Yip
John Q. Young
Matthew H. H. Young
Reem Yusufani
Caroline Zahm
Evan Zeitler
Talia Zenlea
Mark Zimmerman
Aline N. Zouk

中文版丛书序

Ferri's Clinical Advisor 2021 一书的主编 Fred F. Ferri 博士是美国布朗大学（Brown University）阿尔伯特医学院的社区卫生临床医学教授，也是众多医学院的客座教授。在过去的 25 年里，他一直是美国最畅销的医学作家，著有 30 多部医学著作，许多著作被翻译成多种语言，在国际上享有盛誉。此外，他在布朗大学曾获得多项杰出的学术荣誉，包括布朗大学卓越教学奖和迪恩教学奖。由于 Fred F. Ferri 博士对患者的奉献精神，获得了美国医学会颁发的医生认可奖和美国老年医学会颁发的老年医学认可奖。

Ferri's Clinical Advisor 2021 一书详细描述了 988 种医学障碍和疾病，涉及呼吸、感染、心血管、消化、肾病、免疫与风湿、血液、肿瘤、内分泌与代谢、妇产科、骨科、神经、精神、急诊等 10 余个学科，涵盖的医学主题总数超过了 1200 个，包括数以百计的插图、流程图、表格，足以称为医学百科全书，具有很强的可读性、适用性和实用性。

张骅和徐国纲作为丛书主译携手国内数十家大学附属医院、教学医院团队，在翻译过程中查遗补漏、学术纠错、规范用语、润色文字，努力做到信、达、雅。

"独立之精神，自由之思想"是中国现代集历史学家、古典文学研究家、语言学家、诗人于一身的陈寅恪先生的信仰，亦是他一生的追求，这也应成为我们每一位医者的信仰。

寰视宇内，唯有书香。我想，当我们的大学培育出像本书众多审译者一样的具有"独立之精神，自由之思想"信仰之人渐多时，其国家乃具有向前发展之希望。

在中文版 Ferri 临床诊疗指南系列丛书即将出版之际，我愿本书能为广大医学界同仁的临床诊疗工作带来极大裨益和提升。

王福生

中国科学院院士
解放军总医院第五医学中心感染病诊疗与研究中心主任
国家感染性疾病临床医学研究中心主任

2021 年 2 月

中文版丛书前言

由美国布朗大学阿尔伯特医学院 Fred F. Ferri 教授主编的 *Ferri's Clinical Advisor 2021* 一书详细描述了 988 种医学障碍和疾病，涉及呼吸、感染、心血管、消化、肾病、免疫与风湿、血液、肿瘤、内分泌与代谢、妇产科、骨科、神经、精神、急诊等 10 余个学科，涵盖的医学主题总数超过了 1200 个，包括数以百计的插图、流程图、表格，具有很强的可读性、适用性和实用性。由于其为广而博的医学专著，且受限于篇幅，故书中对一些疾病知识点以高度总结的形式展示，同时也给读者留下了自我拓展的空间，并且在每一章后都有推荐阅读以飨读者。

本书的审译者来自国内数十家大学附属医院、教学医院。翻译之初我们统一规范了翻译的整体基本要求、版式规范要求、内容规范要求，并制订了英文图书审校四大原则（查遗补漏、学术纠错、规范用语、润色文字），努力做到信、达、雅。诸位同道在临床、科研工作之余，耐心、细致地完成了翻译、审校工作，但在翻译中，由于英语和汉语表达方式的差异，瑕疵在所难免，恳请各位读者不吝赐教，以便审译者不断改进与提高。希望本书的中文版能够帮助到每一位渴望提高医疗质量、造福患者的临床医生。

感谢北京大学医学出版社、爱思唯尔（Elsevier）出版集团及原作者 Fred F. Ferri 教授对我们的信任，授予我们翻译的机会，以及翻译过程中给予我们的持续帮助。

感谢翻译团队每一位成员的努力付出，也感谢我们的家人给予我们的理解与支持。

张　骅　徐国纲

2021 年 1 月

译者序

Ferri's Clinical Advisor 是一本经典的医学专著，传承多年，旨在为临床医生、医学生和患者提供准确、简明的专业参考。原著采用结构化格式，方便读者快速查找相关信息，弥补了医生在评估和处理疾病时的知识空白，其内容紧随医疗行业的发展不断优化补充，具有实用性强和准确性高的特点，在国外被许多国家级教学项目列为必需教材。

2021 版涵盖了呼吸、感染、消化、心血管、肾病、免疫与风湿、血液、肿瘤、内分泌与代谢、骨科、神经、精神、急诊、妇产等 10 余个学科，超过 1200 个医学主题，包括数以百计的插图、流程图、表格。

骨科分册遵从原著，按照以下体例进行介绍：①基本信息：包括定义、同义词、ICD-10CM 编码、流行病学和人口统计学、体格检查和临床表现以及病因学。②诊断：包括鉴别诊断、评估、实验室检查和影像学检查。③治疗：包括非药物治疗、急性期治疗 / 常规治疗和慢性期治疗 / 长期管理、预后、转诊。④重点和注意事项。⑤推荐阅读。为读者提供快速有效的方法来识别重要的临床信息，并为相关疾病的诊治提供实用的指导。

本书符合中国住院医师规范化培训及专科医师规范化培训需求，有助于促进骨科学的发展，同时也适合骨科专业相关的康复医生、全科医生等医疗工作者阅读，可谓广而不粗，精而不偏。很高兴中南大学湘雅二医院骨科团队能够在临床科研工作之余耐心、细致地完成了翻译、审校工作，努力做到信、达、雅，中文版译著文字通俗易懂，图文并茂，言简意赅，实用性高。对于读者，无论是否具有医学背景，都具有很高的参考价值。对于骨科相关领域的医务人员，本书提供了良好的知识构架，愿开卷有益，祝学以致用，不断精进。

最后，衷心感谢翻译团队所做出的贡献。

黎志宏

中南大学湘雅医学院党委书记

肿瘤模型与个体化诊治研究湖南省重点实验室主任

中华医学会骨科学分会骨肿瘤青年学组组长

湖南省医学会骨科专业委员会候任主任委员

2021 年 1 月

译者前言

    Ferri's Clinical Advisor 2021 一书由美国布朗大学沃伦·阿尔伯特医学院 Fred F. Ferri 教授撰写，涉及呼吸、感染、消化、心血管、肾病、免疫与风湿、血液、肿瘤、内分泌与代谢、骨科、神经、精神、急诊、妇产等 10 多个学科，内含数百个插图、流程图、表格，极具可读性、适用性和实用性。骨科分册包括 35 种疾病，从定义、流行病学、病因学、诊断、鉴别诊断、检查、治疗等方面对疾病的诊治进行综合分析，内容全面，既与临床实践相结合，也给读者留下了独立思考的空间。本分册内容主要基于美国骨科相关诊疗要点，读者在阅读、学习时还请结合我国临床工作实践中的具体情况加以考虑。

    本书翻译人员主要来自中南大学湘雅二医院骨科和脊柱外科，特别感谢苏州工业园区星海医院刘岗主任的加盟。在翻译过程中，根据丛书主译张骅和徐国纲教授对翻译的整体要求和版式规范，我们遵循"查遗补漏、学术纠错、规范用语、润色文字"四大原则反复修改润色，努力做到信、达、雅，为读者提供高质量的专业译著。每位译者在繁忙的临床工作之余，认真、细致、耐心地翻译每一个章节，经过反复修改和润色，力求既能体现原著的原意，又符合国人的阅读习惯。虽然我们已尽最大努力，但难免有不足之处，恳请读者不吝赐教，以帮助每一位译者不断进步，也希望骨科分册能对每一位读者的临床工作有所帮助。

    感谢北京大学医学出版社、爱思唯尔（Elsevier）出版集团及原作者 Fred F. Ferri 教授对我们的信任，以及在翻译过程中给予我们的帮助。

    感谢骨科分册翻译团队中的每一位译者和审校者，感谢大家的辛勤付出以及对医学和知识的尊重，也感谢我们的家人、朋友、同事给予我们的支持、理解和帮助。

黄添隆

2021 年 1 月

原著前言

本丛书旨在为医生和相关卫生专业人员提供一个清晰而简明的参考。其便于使用的体例可使读者能快速有效地识别重要的临床信息，并提供患者管理的实用指导。

多年来，前几版的巨大成功和众多同行的热情评论均为本丛书带来了积极的变化。每一部分都比之前的版本有了很大的扩展，使本丛书项目涵盖的医学主题总数已超过 1200 个。最新版本又增加了数百个新插图、表格和框，以增强对临床重要事件的记忆。所有主题中均提供了便于加快索赔提交和医保报销的国际疾病分类标准编码 ICD-10CM 编码。

各系统诊疗速查手册详细描述了 988 种医学障碍和疾病（最新版本新增 25 个主题），突出显示关键信息，并附有临床图片以进一步说明特定的医疗状况，以及列出相关的 ICD-10CM 编码。大多数参考文献均为当前同行评议的期刊文章，而不是过时的教科书和陈旧的综述文章。

各系统诊疗速查手册中的主题采用以下结构化方法展示：

1. 基本信息（定义、同义词、ICD-10CM 编码、流行病学和人口统计学、体格检查和临床表现、病因学）
2. 诊断（鉴别诊断、评估、实验室检查、影像学检查）
3. 治疗（非药物治疗、急性期治疗/常规治疗、慢性期治疗/长期管理、预后/处理、转诊）
4. 重点和注意事项（专家点评及推荐阅读）

《Ferri 临床诊疗指南——临床常见疾病诊疗流程图》包括 150 多种用以指导和加速评估及治疗的临床流程图，2021 年版我们继续更新流程，以提高可读性。医生们普遍认为这部分内容在当今的管理式医疗环境中特别有价值。

《Ferri 临床诊疗指南——实验室检查速查手册》包括正常的实验室检查参考值和对常用实验室检查结果的解释。通过提供对异常结果的解释，促进了对医学疾病的诊断，并进一步增加了本丛书全面的"一站式"性质，最新版还增加了新的插图和表格。

我认为我们已经创造了一个与现有图书有显著差别的先进的信息系统。这些内容为读者提供了巨大的价值。我希望本丛书便于使用的形式、众多独特的功能及不断更新的特点能够使其成为对初级保健医生、医学生、住院医师、专科医师和相关卫生专业人员均有价值的医学参考书籍。

Fred F. Ferri, MD, FACP

临床教授

布朗大学沃伦·阿尔伯特医学院

美国罗得岛州

原著致谢

感谢我的儿子 Vito F. Ferri 博士和 Christopher A. Ferri 博士，以及我的儿媳 Heather A. Ferri 博士的帮助和大力支持，感谢我的妻子 Christina，感谢她在书稿撰写过程中的耐心支持。特别感谢所有为本书提供宝贵意见的读者，是他们的建议帮助本书得以成为医学领域的畅销书。

Fred F. Ferri, MD, FACP

临床教授
布朗大学沃伦·阿尔伯特医学院
美国罗得岛州

目　录

第1章　肩关节脱位
Glenohumeral Dislocation

Stephen E. Marcaccio，Brett D. Owens

王俊杰　译　毛敏之　审校

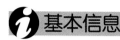 基本信息

定义

　　肩关节脱位是指当肱骨头活动超过其生理限制时，肱骨头平移超出肩胛盂的边缘。肩关节脱位通常需要进行复位，使肱骨头恢复至正常位置。少数肩关节脱位呈自限性，这类脱位被称为半脱位或主观不稳定。在这类肩关节脱位中，肱骨头也会平移，但不会超过肩胛盂。

　　肩关节脱位通常由外伤导致，最常见的脱位为肱骨头向前、向下脱位。部分肩关节前脱位可合并关节盂前下方盂唇撕裂（Bankart损伤）。与肩关节前脱位相比，肩关节后脱位较少见，可由癫痫或电击引起。

　　肩关节多向不稳定会使患者容易发生肩关节脱位，但其发生率较低，仅见于少部分患者。肩关节多向不稳定导致的反复脱位或半脱位可为多个方向的脱位，进而导致关节进一步松弛。此类脱位常由低能量损伤引起，通常为双侧。

ICD-10CM 编码

M24.419　　未指明肩关节的复发性脱位

M24.819　　未指明肩关节的其他未分类的特定关节紊乱

S43.026A　　未指明肱骨的肱骨后脱位，初期治疗

S43.036A　　未指明肱骨的肱骨下脱位，初期治疗

体格检查和临床表现

　　创伤性：

- 前脱位为上肢外旋，后脱位为上肢内旋
- 可存在小范围的无痛活动
- 肩峰突出，肩峰下方可能出现凹陷

- 复位前后必须检查腋神经的功能（肩关节外侧的感觉以及三角肌肌力）
- 可能伴有肱骨头或肩胛盂边缘骨折，一旦出现将会增加患者肩关节不稳定和再次脱位的发生率

肩关节多向不稳定：

- 常由低能量损伤引起，或者伴随反复发作的肩关节无力、弹跳
- 凹陷征可能呈阳性（患者取直立位，将手臂向下拉，肩峰和肱骨头之间形成凹痕，表明肱骨头过度下移）
- 可出现全身关节松弛的其他征象，如肘关节过伸、小指掌指关节背伸＞90°或拇指可屈曲至前臂掌侧（Beighton 标准）

病因学

- 前脱位：由外伤造成，上肢在受伤时常呈外展和外旋位
- 后脱位：常继发于癫痫或电击
- 肩关节多向不稳定：继发于全身关节松弛

Dx 诊断

鉴别诊断

- 肱骨近端骨折
- 3 度及以上肩锁关节损伤：表现为疼痛和肩锁关节突出

影像学检查

- 急性肩关节损伤：标准肩关节前后位 X 线检查（患者向患侧旋转 15°，以使 X 线垂直照射肩关节）、肩胛 Y 位片以及腋位片

在标准肩关节前后位 X 线片上，内旋 / 外旋异常可能提示肱骨近端损伤

- 计算机断层扫描（computer tomography，CT）：能有效评估肩胛盂和（或）肱骨骨折，关节造影可进一步评估盂唇和肩袖损伤
- 磁共振成像（magnetic resonance imaging，MRI）：仅用于评估软组织损伤，包括盂唇损伤或肩袖撕裂

治疗

- 急性肩关节脱位的患者，嘱患者放松并予以轻柔牵引，复位后使用前臂吊带进行短暂固定（简单脱位的固定时间应＜1周）
- 肩关节后脱位、下脱位或合并骨折的脱位，应由经验丰富的医生进行复位
- 疼痛消退后在限制范围内进行轻柔功能锻炼，2周后进行强化训练

预后

- 肩关节前脱位的复发在年轻人中很常见，30岁以下的患者应转诊至骨科做进一步评估
- 40岁以上的原发性肩关节脱位患者通常不会复发，但可能导致肩关节僵硬及肩袖撕裂
- 肩关节发生过3次脱位的患者复发概率几乎为100%

转诊

复发性肩关节脱位的患者需要手术重建。

❗ 重点和注意事项

专家点评

- 脱位或复位需要两个垂直平面的X线片来证实。单平面X线片不足以证实
- 明确在第一次发作时是否有外伤史以及是否通过X线片确定脱位方向十分重要
- 高达50%的肩关节后脱位被首诊医师漏诊，这种情况通常由不充分的肩关节侧位片造成
- "自愿"脱位患者应采用非手术治疗
- 当肩关节的无痛活动范围及力量恢复正常时，即可恢复体育活动
- 肩关节的多向不稳定通常采用加强锻炼和康复的非手术治疗
- 任何类型肩关节脱位都存在漏诊的可能。如果漏诊的时间超过2～4周，局部组织愈合会使闭合复位几乎无法成功，这时则需要进行开放复位

推荐阅读

Gil JA et al: Current concepts in the diagnosis and management of traumatic, anterior glenohumeral subluxations, *Orthop J Sport Med* 5(3), 2017. https://doi.org/10.1177/2F2325967117694338.

Owens B et al: Pathoanatomy of first-time, traumatic, anterior glenohumeral subluxation events, *J Bone J Surg Am* 92(7):1605-1611, 2010.

Reinold MM, Gill TJ: Current concepts in the evaluation and treatment of the shoulder in overhead-throwing athletes, part 1: physical characteristics and clinical examination, *Sport Heal A Multidiscip Approach* 2(1):39-50, 2010.

第 2 章　肱二头肌肌腱炎
Biceps Tendonitis

Stephen E. Marcaccio，Brett D. Owens

任晓磊　译　刘傥　审校

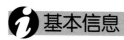

基本信息

定义

　　肱二头肌肌腱炎是肩关节疼痛的常见原因，是指肱二头肌的长头受到刺激而引起的无菌性炎症。肱二头肌肌腱起于肩胛骨盂上结节，与盂唇相连，通过肩关节囊，经过肱骨近端大、小结节之间的结节间沟下行（图 2-1）。肌腱的任何部位都可能受到刺激。肌腱退行性改变可能是由于反复应力，如在头顶投掷的运动员，或者可能是由于长期牵引、摩擦、剪切和压迫肌腱的累积效应。

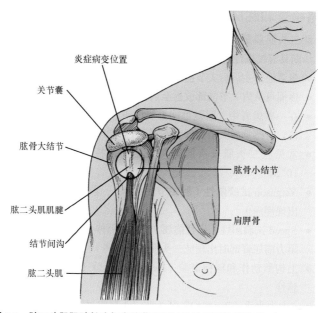

图 2-1　肱二头肌肌腱长头与肩关节周围结构的解剖位置关系。（From Roberts JR et al：Clinical procedures in emergency medicine，ed 5，Philadelphia，2009，WB Saunders.）

同义词

肱二头肌肌腱变性

肱二头肌肌腱炎

ICD-10CM 编码

M75.20 未指明左右侧的肱二头肌肌腱炎

M75.21 右肩肱二头肌肌腱炎

M75.22 左肩肱二头肌肌腱炎

流行病学和人口统计学

- 老年人退行性肱二头肌肌腱病的 5 年患病率约为 0.5 /100 000
- 退行性肌腱病多见于男性，男女性比例为 3∶1
- 41% 的完全性肩袖撕裂伴有肱二头肌肌腱炎

危险因素：以下人群发病风险较高，参与投掷运动、游泳、身体接触性运动、举重、体操和武术的运动员，以及重复做手过头顶动作的非运动员，如木匠、电工和机械轮椅使用者。

体格检查和临床表现

肱二头肌肌腱炎通常合并肩关节其他疾病，而不是单独存在，因此诊断具有挑战性。

- 患者通常主诉肩关节前部疼痛逐渐加重
- 疼痛可从肩关节前部放射至前臂
- 在一些患者中，肌腱可能半脱位或从肱二头肌长头肌腱沟脱位，常感觉肩关节前部有不舒服的"咔嚓"声
- 常见肱二头肌长头肌腱沟处压痛，特别是在肩关节内旋10°时
- Yergason 试验阳性（肘关节屈曲 90°，前臂对抗阻力旋后时出现疼痛）
- Speed 试验阳性（患臂前屈 90°，肘部伸直，掌心朝上，对抗阻力前屈臂部时出现肱二头肌沟处疼痛）
- 上钩拳动作和熊抱试验（Bear-hug test）也可增加诊断的敏感性
- "大力水手（Popeye）"征（肱二头肌向远端移动和聚集）提示肌腱断裂（图 2-2）

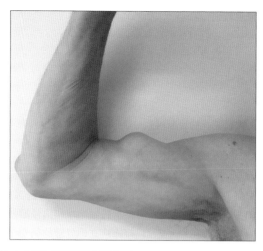

图 2-2 "大力水手"畸形的临床照片。(From Hochberg MD：Rheumatology，ed 7，Philadelphia，2019，Elsevier.)

病因学

- 对肌腱的牵引、摩擦、剪切和压迫的联合作用可能导致覆盖肌腱的滑膜发生炎症反应
- 在常做手过头顶动作的运动员中，肱二头肌肌腱病更多见单独发生
- 在老年人中，肌腱病常与肩关节撞击和肩袖病变相关

Dx 诊断

鉴别诊断

- 肩袖撕裂：通常与肱二头肌肌腱炎相关，两种病变可同时存在
- 肩袖钙化性肌腱炎：急性顽固性疼痛多发于肩关节外侧，在 X 线上可见肩袖肌腱内钙化
- 盂肱关节炎：可通过 X 线显示退行性改变来进行诊断
- 脓毒性关节炎：通常急性发病，伴有积液、小动作疼痛和炎症标志物升高
- 神经根型颈椎病：典型表现为乏力和（或）感觉改变；神经

　　根痛可放射至肩部
- 肩胛部上盂唇自前向后撕裂
- 肩峰下滑囊炎 / 撞击综合征
- 肩锁关节炎

评估

　　肱二头肌肌腱炎的诊断可通过询问病史和体格检查来实现。

影像学检查

- X 线检查在确定其他病因（如骨折和关节炎）引起的疼痛方面很重要。一般来说，在评估肩关节疼痛时首选 X 线检查
- MRI 常用于辅助诊断，可显示肌腱增厚和信号增强。急性创伤时应进行 MRI 检查，以排除应立即处理的病变（如急性肩袖撕裂），以改善预后（图 2-3）
- 超声可显示结节间沟中肱二头肌肌腱积液或肱二头肌肌腱缺如（图 2-4）
- MRI 或超声可显示肌腱半脱位
- 关节镜检查可确诊疑似病例

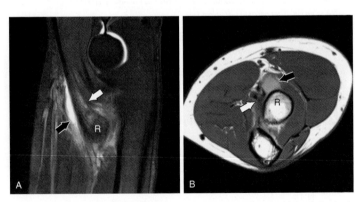

图 2-3　远端肱二头肌部分撕裂。 矢状面 T2 加权脂肪抑制序列（**A**）和轴向磁共振图像（**B**）显示远端肱二头肌肌腱短头纤维的不连续处明显增厚，并伴有实质内信号增强，符合严重的肌腱病变（白色箭头）。图中可见肿胀的肱二头肌桡骨囊（黑色箭头）。R，桡骨粗隆。（From Pope TL et al：Musculoskeletal imaging，ed 2，Philadelphia，2014，WB Saunders.）

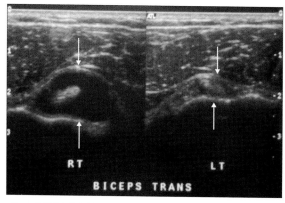

图 2-4　肱二头肌肌腱炎的超声影像。横断面影像显示在肱二头肌长头腱鞘处存在大量积液（箭头）。（From Hochberg MD：Rheumatology，ed 7，Philadelphia，2019，Elsevier.）

℞ 治疗

通常有必要确定肱二头肌肌腱炎是原发还是继发，从而选择最佳的治疗方式。疾病初期保守治疗通常非常有效。

非手术治疗

非手术治疗通常适用于非急性创伤或无其他需要立即干预病变的病例。休息、活动调节、应用非甾体抗炎药（nonsteroidal anti-inflammatory drug，NSAID）和物理治疗对许多患者有益。

如果患者经过 6～8 周的保守治疗症状未得到足够改善，可以考虑在肩关节盂或肱二头肌肌腱鞘内注射皮质类固醇，不可直接注射，推荐通过超声辅助引导来提高注射的准确性。

手术治疗

肱二头肌肌腱炎的外科治疗包括肌腱固定术或肌腱切断术。

常规治疗

NSAID 是很好的辅助治疗药物，可通过减轻水肿、炎症和疼痛来加速康复过程。

转诊

可考虑在治疗早期转诊至物理治疗师。保守治疗 2～3 个月后仍无改善或伴有急性病变（如急性肩袖撕裂）的患者应考虑转诊至骨科相关领域专家处就诊。

重点和注意事项

专家点评

急性肩袖撕裂 6 周内手术固定可改善预后，因此对这些患者进行及时检查和转诊很重要。

推荐阅读

Erickson BJ et al: Biceps tenodesis: an evolution of treatment, *Am J Orthop* 46(4):E219-E223, 2017.

Frank RM et al: Management of biceps tendon pathology: from the glenoid to the radial tuberosity, *J Am Acad Orthop Surg* 26(4):e77-e89, 2018, https://doi.org/10.5435/JAAOS-D-17-00085.

Rosas S et al: A practical, evidence-based, comprehensive (PEC) physical examination for diagnosing pathology of the long head of the biceps, *J Shoulder Elbow Surg* 26(8):1484-1492, 2017.

第3章 肘管综合征
Cubital Tunnel Syndrome

Manuel F. DaSilva，Edward J. Testa，Nicholas J. Lemme

魏建伟 译 李辉 审校

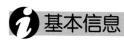 **基本信息**

定义

肘管综合征是一种肘管对从中经过的尺神经造成压迫或卡压所引起的神经病变，表现为手部肌力减弱、疼痛和感觉障碍（图 3-1）。如果不及时治疗，肘管综合征可能导致患手永久性功能障碍。肘管位于肱骨内侧髁和尺骨鹰嘴之间。肘管的顶部由尺侧腕屈肌两端之间的筋膜束（Osborne 韧带）形成。底部包括内侧副韧带和尺骨鹰嘴。

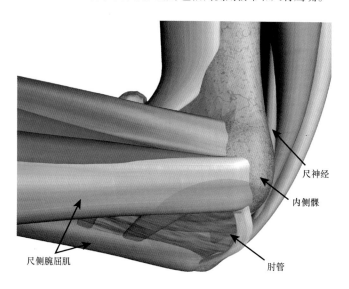

图 3-1 肘管。（Original art by Dr. DaSilva）

ICD-10CM 编码

G56.20 未指明左右侧的上肢尺神经损伤

流行病学和人口统计学

肘管综合征是第二常见的上肢压迫性神经病变，仅次于腕管综合征。发病率为 24.7 例 /100 000 人年，男性多于女性，男女性比例为 2 : 1。

体格检查和临床表现

- 患者常主诉尺神经分布区（小指及环指的尺侧半部分）麻木和感觉异常；手部疼痛罕见
- 疼痛通常局限于肘部，但症状可累及内侧髁和前臂
- 患者常主诉手握力问题（虚弱）或手笨拙
- 如果不进行治疗，患者可能出现第 1 骨间背侧肌萎缩、小鱼际萎缩或出现爪形手畸形

以下症状和体征有助于临床上识别尺神经病变。

- Tinel 征阳性（肘部尺神经沟处），阴性预测值最高
- 屈肘试验阳性（屈肘伸腕 30 s，症状复发）
- 压力激发试验（直接压迫肘管处 60 s 引出症状）
- "划痕崩溃"试验（检查者划过受压尺神经后暂时发生外旋转阻力丢失为阳性）
- 陈旧性损伤或肘部不稳定的体征（外翻应力）
- 肘关节活动时尺神经肱骨内髁处出现半脱位
- 在病程较长的患者中会出现手部内在肌无力或萎缩
- 两点间辨识觉的改变
- Duchenne 征，即手内在肌萎缩或爪形手畸形；由蚓状肌和骨间肌麻痹引起（环指和小指爪形手尤为明显）
- Masse 征——因鱼际肌麻痹而导致手掌变平
- Wartenberg 征——由手部骨间肌导致：小指内收肌无力
- Froment 征——拇指拿捏力量减弱，通过加强拇指屈曲（拇长屈肌由正中神经支配）对拇指内收力量减弱（拇收肌由尺神经支配）进行代偿

病因学

肘管综合征可为特发性，也可由一些诱发因素引起：

- 钝性损伤、骨折
- 代谢紊乱（如糖尿病）
- 全身麻醉时受到长时间压迫

- 血友病（形成血肿）
- 吸烟
- 由于职业因素，肘部异常姿势所导致的尺神经沟长期压迫
- 陈旧性损伤所导致的肘外翻畸形（儿童肱骨髁上骨折）
- 尺神经半脱位
- 投掷动作时反复牵拉尺神经
- 肘关节滑膜炎和骨赘形成
- 局部肌肉过度肥大
- 肘管内压力增加，尤其是在屈肘时
- 肱骨内上髁肘肌（肘关节内侧的副肘肌）

DX 诊断

对于大多数患者患者，详细的病史和体格检查足以做出诊断。实验室检查、电生理检查和影像学检查也有助于诊断肘管综合征。

鉴别诊断

- 肱骨内上髁炎
- 腕管综合征
- 颈椎病（神经根型）
- 胸廓出口综合征
- 腕部尺神经卡压（Guyon 管综合征）
- 吉兰-巴雷综合征
- 肌萎缩侧索硬化
- 肺上沟瘤

评估

实验室检查：特定的实验室检查有助于排除其他诊断并找出诱因：

- 血常规
- 叶酸和维生素 B_{12} 水平
- 尿常规
- 甲状腺功能检测
- 肾功能检测
- 空腹血糖
- 糖化血红蛋白
- 炎症标志物［红细胞沉降率（erythrocyte sedimentation rate，

ESR）、C 反应蛋白（C-reactive protein，CRP）］

- 抗核抗体（antinuclear antibody，ANA）
- 人类免疫缺陷病毒（human immunodeficiency virus，HIV）感染、肝炎和莱姆病血清学检测

影像学检查

- 所有患者均应进行肘关节 X 线检查
- 当怀疑有颈椎病和肺上沟瘤时应完善颈椎 X 线检查和胸部 X 线检查
- 高分辨率超声作为一项很有价值的辅助检查，可以及时发现压迫神经的结构性病因。超声检查具有实时性和动态性，可以在肘关节屈伸活动时发现尺神经半脱位
- 诊断性超声试验提示，肘部尺神经横截面积与肘管综合征电生理诊断标准具有很强的相关性
- 当病史、体格检查和电生理检查不能支持诊断时，完善 MRI（图 3-2）可能有助于诊断

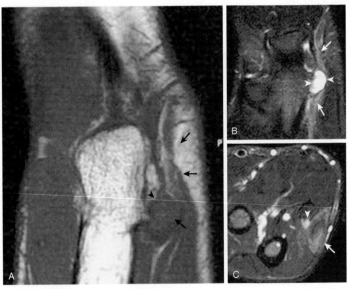

图 3-2　肘管综合征。冠状位 T1 加权像（**A**）和冠状位薄层短翻转恢复成像（**B**）。MRI 显示肘管内腱鞘囊肿（短箭头）对尺神经造成压迫和移位（箭头）。（**C**）肘关节远端横断面 T2 加权像 MRI 显示增粗且呈高信号的尺神经（短箭头），尺侧腕屈肌水肿和早期失神经支配（箭头）。（From Pope TL et al: Musculoskeletal imaging，ed 2，Philadelphia，2014，Saunders.）

电生理检查

神经传导检查和肌电图检查有助于临床诊断和定位压迫部位。

Ⓡ 治疗

- 非手术治疗
  1. 调整活动方式；避免反复 / 长时间屈肘
  2. 夜间可用肘关节前方支具限制肘关节屈曲不超过 45°
  3. 肘部覆盖衬垫以减轻压迫；物理治疗和治疗职业病
  4. 使用 NSAID、三环类抗抑郁药和抗惊厥药缓解疼痛和改善感觉异常症状
- 如果非手术方法不能控制症状或者患者出现明显的肌无力或肌肉萎缩，应选择手术治疗
  1. 内窥镜下肘管松解术
  2. 尺神经原位松解术
  3. 尺神经前置术
- 手术失败的常见原因
  1. 技术因素，如松解不彻底或形成新的压迫
  2. 误诊或伴有其他病变，如胸廓出口综合征、神经根型颈椎病或 Guyon 管综合征
  3. 生物学因素，如术前严重的神经损伤或神经周围瘢痕形成

预后

- 如果去除诱因，轻中度或间断出现症状的肘管综合征具有一定自限性
- 如果已经出现肌肉萎缩，尽管进行治疗，力量的恢复也可能是不完全的，建议尽早诊断和采取适当的治疗

转诊

非手术治疗失败的患者需外科干预。有持续性症状或肌肉萎缩的患者通常需要手术治疗。

❗ 重点和注意事项

- 详细的病史、体格检查及对上肢感觉和运动神经支配区域的检查通常足以对肘管综合征做出诊断

- 若除去诱因，则轻度、间断症状的患者可自行恢复
- 应先尝试非手术治疗，但如果症状持续或有严重手部肌无力和明显肌肉萎缩，则需行手术治疗
- 对于晚期的患者，肌电图/神经传导检查可帮助预测神经和肌肉功能恢复情况
- 大多数患者采用手术减压可获得较好的效果。近年来，内窥镜减压技术也被应用于肘管综合征的治疗

推荐阅读

Andrews K et al: Cubital tunnel syndrome: anatomy, clinical presentation, and management, *J Orthop* 15(3):832-836, 2018.

Assmus H et al: Carpal and cubital tunnel and other rarer nerve compression syndromes, *Dtsch Arztebl Int* 112(1-2):14-25, 2015.

Dahlin E et al: Outcome of simple decompression of the compressed ulnar nerve at the elbow—influence of smoking, gender, and electrophysiological findings, *J Plast Hand Surg* 51(3):165-171, 2017.

Ellegaard HR et al: High-resolution ultrasound in ulnar neuropathy at the elbow: a prospective study, *Muscle Nerve* 52(5):759-766, 2015.

Frost P et al: Lifestyle risk factors for ulnar neuropathy and ulnar neuropathy-like symptoms, *Muscle Nerve* 48(4):507-515, 2013.

Hutchison RL, Rayan G: Diagnosis of cubital tunnel syndrome, *J Hand Surg Am* 36(9):1519-1521, 2011.

Keith J, Wollstein R: A tailored approach to the surgical treatment of cubital tunnel syndrome, *Ann Plast Surg* 66(6):637-639, 2011.

Palmer BA, Hughes TB: Cubital tunnel syndrome, *J Hand Surg Am* 35(1):153-163, 2010.

Radunovic G et al: Ultrasound assessment of the elbow, *Med Ultrason* 14(2):141-146, 2012.

Sanjay N et al: A demographic analysis of cubital tunnel syndrome, *Ann Plast Surg* 64:177-179, 2010.

Staples R et al: Comparative morbidity of cubital tunnel surgeries: a prospective cohort study, *J Hand Surg Am* 43(3):207-213, 2018.

Trehan SK et al: Cubital tunnel syndrome: diagnosis and management, *Med Health R I* 95(11):349-352, 2012.

第4章 旋前圆肌综合征
Pronator Syndrome

Kalpit N. Shah，Ryan M. O'Donnell

魏建伟　译　李辉　审校

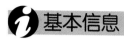 基本信息

定义

旋前圆肌综合征是一种主要由旋前圆肌引起的前臂近端正中神经压迫性神经病变。但是，其也可以在正中神经其他节段被压迫时出现（图4-1）。偶尔仅见骨间前神经运动支受累，引起正中神经特

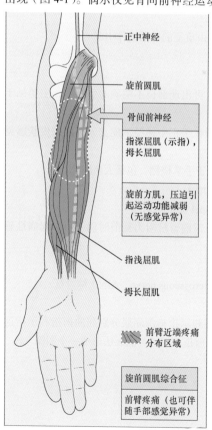

图中标注：
- 正中神经
- 旋前圆肌
- 骨间前神经
- 指深屈肌（示指），拇长屈肌
- 旋前方肌，压迫引起运动功能减弱（无感觉异常）
- 指浅屈肌
- 拇长屈肌
- 前臂近端疼痛分布区域
- 旋前圆肌综合征
- 前臂疼痛（也可伴随手部感觉异常）

图4-1　前臂正中神经卡压部位。正中神经可在前臂数个部位受到压迫，最常见于穿过旋前圆肌的部分。正中神经的骨间前分支仅支配运动，因此对该支卡压通常不会造成感觉异常。［From Hochberg MC et al（eds）：Rheumatology，ed 3，St Louis，2003，Mosby.］

定的运动麻痹。

同义词

Kiloh-Nevin 综合征（骨间前综合征）

ICD-10CM 编码

G56.10 未指明上肢的正中神经其他病变
G56.90 未指明上肢的非特定单一神经病变

流行病学和人口统计学

发病率：罕见（占正中神经卡压疾病的比例 < 1%）；最常见于惯用手。

好发性别：男性多于女性。

体格检查和临床表现

- 前臂不适和疲劳，常由重复的旋前动作引起
- 起病隐匿
- 夜间感觉异常不典型
- 与腕管综合征类似，可出现部位不明确的手麻木，主要见于拇指和示指
- 与腕管综合征的区别在于正中神经掌皮支分布区的皮肤感觉异常和（或）麻木
- 正中神经掌皮支分布于手掌桡侧，包括大鱼际隆起
- 旋前圆肌可有压痛和增大
- 前臂近端受压部位 Tinel 征可呈阳性
- 无可靠的激发试验，但前臂抗阻力旋前时偶尔可引起痛性感觉异常
- 很少出现运动障碍

骨间前神经（anterior interosseous nerve，AIN）综合征：

- 前臂疼痛和无力
- 由于不能用拇长屈肌和示指指深屈肌分别屈曲拇指和示指远节，患者在用示指和拇指相捏时可能无法形成一个圆圈
- 手部感觉不受影响

病因学

- 局部解剖压迫

- 创伤
- 创伤性导管置入切口或抽血

Dx 诊断

鉴别诊断

- 腕管综合征
- 颈椎间盘综合征伴神经根病
- AIN 综合征
- 臂丛神经病变
- 肌腱断裂
- 肌腱炎

评估

- 神经电生理检查可能有助于诊断，但非必须；如果症状持续 4～6 周或怀疑有运动无力，则可进行神经电生理检查。通常这些检查结果显示正常或不确定
- X 线平片检查可以排除骨性结构异常造成的压迫

Rx 治疗

- 休息，调整活动，前臂支撑，吊带悬吊
- 屈肌伸展运动、物理治疗
- NSAID
- 皮质类固醇注射

预后

非手术治疗对以主观症状表现为主的患者通常有效。即使手术治疗，运动功能障碍也是不可逆的。建议行 6 个月到 1 年的非手术治疗。

转诊

在保守治疗无效或出现运动功能减弱的时需转诊至外科进行手术治疗。

重点和注意事项

专家点评

预后良好。如果诊断明确，而且通过客观试验明确卡压存在，手术治疗最为有效。

推荐阅读

El-Haj M et al: Median nerve compression in the forearm: a clinical diagnosis, *Hand (N Y)*, 2019 Sep 20, https://doi.org/10.1177/F1558944719874137. [Epub ahead of print].

Neal S, Fields KB: Peripheral nerve entrapment and injury in the upper extremity, *Am Fam Physician* 81(2):147, 2010.

Presciutti S, Rodner CM: Pronator syndrome, *J Hand Surg* 36:907–909, 2011.

Rodner CM et al: Pronator syndrome and anterior interosseous nerve syndrome, *J Am Acad Orthop Surg* 21:268–275, 2013.

Strohl AB, Zelouf DS: Ulnar tunnel syndrome, radial tunnel syndrome, anterior interosseous nerve syndrome, and pronator syndrome, *J Am Acad Orthop Surg* 25(1):e1–e10, 2017.

第 5 章 桡管综合征
Radial Tunnel Syndrome

Avi D. Goodman，Manuel F. DaSilva

魏建伟　译　李辉　审校

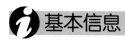 基本信息

定义

　　桡管综合征是一种桡神经的分支——骨间后神经（posterior interosseous nerve，PIN）的压迫性神经病变，主要表现为前臂桡背侧疼痛（图 5-1）。桡神经在肱骨外上髁以远 3 ～ 5 cm 处分出桡神经浅支（感觉神经）和 PIN，PIN 随后进入桡管。桡管约 5 cm 长，后壁为肱骨小头，前外侧壁为肱桡肌、桡侧腕长伸肌和桡侧腕短伸肌，内侧壁为肱肌和肱二头肌腱，止于旋后肌的近端。PIN 支配前臂的旋后肌和伸肌群（包括尺侧腕伸肌、指总伸肌、小指伸肌、示指固有伸肌、拇长伸肌和拇短伸肌，以及拇长展肌），并支配腕关节的感觉和本体觉。

　　关于桡管综合征是一种独立的疾病还是 PIN 综合征的变异，尚存在争议。桡管综合征患者可表现为前臂疼痛和桡神经局部压痛，

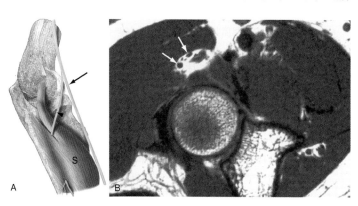

图 5-1　肘部桡神经的正常解剖结构。A. 外侧面示意图。桡神经从肘关节和手臂前部远端走行。在肘关节水平分为两个分支：桡神经浅支（长箭头）和深支（又称 PIN，短箭头）。PIN 穿过旋后肌（S）的浅层和深层之间（Fröhse 弓）。**B**. 轴向 MRI T1 加权像。（From Pope TL et al：Musculoskeletal imaging，ed 2，Philadelphia，2015，Elsevier.）

但无肌力减弱。主诉乏力而不是疼痛的患者则有可能是 PIN 综合征。

同义词

桡侧旋前肌综合征

ICD-10CM 编码
G56.30　未指明上肢的桡神经病变

流行病学和人口统计学

发病率：罕见，年发病率 < 0.03%。

发病高峰：未知。

好发性别和年龄：30 ~ 50 岁为高发年龄，女性稍多，研究显示男女性比例为 1：1 ~ 1：6。

遗传学因素：未知。

危险因素：外伤和重体力劳动者，特别是在前臂旋前或旋后时做伸肘运动。

体格检查和临床表现

桡管综合征患者常表现为前臂近端疼痛，重复的前臂旋前、伸腕和伸肘运动会加重症状。疼痛通常见于肱骨外上髁，并向远端放射至桡骨茎突和拇指，疼痛在肱骨外上髁以远 3 ~ 5 cm 处最为明显。

体格检查可见肱骨外上髁以远的桡神经有局部压痛。前臂旋前、腕关节屈曲和伸肘时疼痛加重。中指抗阻力伸直、前臂抗阻力旋后时，前臂出现局部疼痛（特别是在肘关节外侧间室或旋后肌近端）被认为是桡管综合征的特异性体征。桡管综合征经常被漏诊，故充分检查肘关节外是很重要。肱骨外上髁炎（网球肘）表现为髁上嵴压痛，而肱桡关节以远 5 cm 的压痛则往往是桡管综合征。

病因学

- 局部压迫有时与重复性动作或工作损伤有关；但通常为特发性
- 占位性病变罕见，如脂肪瘤、腱鞘囊肿或滑膜炎

Dx 诊断

鉴别诊断

- 肱骨外上髁炎，经常同时发生

- PIN 综合征

评估

桡管内注射麻醉药可缓解疼痛，同时也可作为皮质类固醇正确注射位置的标志。桡神经周围注射应在超声引导下进行，以尽量减小神经损伤的可能性。

实验室检查

不适用。

影像学检查

- 通常行神经肌电图（electromyogram，EMG）/ 神经传导速度（nerve conduction velocity，NCV）检查，但很少能作为诊断桡管综合征的依据。症状和检查结果之间没有明确的关联
- MRI 通常为正常，辅助诊断的作用有限。但有助于排除脂肪瘤或腱鞘囊肿压迫的病因，偶可见旋后肌 / 伸肌群去神经支配 / 水肿

Rx 治疗

常规治疗

- 腕部夹板固定（通常在夜间），轻柔伸展，矫正活动（限制重复旋前和旋后）
- NSAID
- 注射皮质类固醇：可用于诊断和治疗

长期管理

调整活动。

预后

- 保守治疗和类固醇注射可以使约 60% 的患者在 2 年内消除疼痛
- 据报道，桡管松解手术在 70% 的患者中是有效的

转诊

如果保守治疗＞ 3 个月无效，建议行桡管松解术。

重点和注意事项

专家点评

约 5% 的患者同时合并桡管综合征和肱骨外上髁炎。肱骨外上髁炎的疼痛发生在肱骨外上髁的正上方，而桡管综合征则发生在远端。如果存在肌无力，则对该疾病诊断无临床意义。

预防

调整运动，避免前臂旋前、腕部屈曲和肘部伸展。

相关内容

肱骨外上髁炎（相关重点专题）

旋前圆肌综合征（相关重点专题）

推荐阅读

Kane SF et al: Evaluation of elbow pain in adults, *Am Fam Physician* 89(8):649-657, 2014.

Naam H, Nemani S: Radial tunnel syndrome, *Orthop Clin North Am* 43(4):529-536, 2012.

Sarhadi NS: Radial tunnel syndrome: diagnosis and management, *J Hand Surg* 23:617-619, 1998.

Stroul AB, Zelouf DS: Ulnar tunnel syndrome, radial tunnel syndrome, anterior Interosseus syndrome and pronator syndrome, *J Am Acad Orthop Surg* 25:e1-e10, 2017.

Kalpit N. Shah，Ryan M. O'Donnell

魏建伟　译　李辉　审校

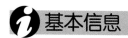 基本信息

定义

掌腱膜挛缩是一种以成纤维细胞结节性增生逐渐进展成条状纤维组织为特点的掌腱膜疾病。这些条索最终会导致掌腱膜挛缩。随着这些条索逐渐变厚和变短可导致手指关节永久性屈曲畸形。环指是最常累及的手指。Dupuytren 特异体质是更严重的表现。

同义词

手掌部纤维瘤

手掌部纤维瘤病

ICD-10CM 编码

M72.0　掌筋膜纤维瘤病

流行病学和人口统计学

发病率：因种族而异，据估计美国男性发病率为 3/10 000 人。

患病率：因种族和年龄而异。在美国，总体患病率约为 7%，但在 65 岁以上的男性中可高达 30%。

好发性别：男女性比例为 5.9∶1。80 岁以上的男女性比例接近 1∶1。

好发年龄：40 岁以后患病率显著增加。

遗传学因素：虽然已证实掌腱膜挛缩与 Wnt 信号通路异常有关，但是目前尚未发现与掌腱膜挛缩有关的特定基因。许多研究表明掌腱膜挛缩症是多基因显性遗传。

危险因素：年龄大于 40 岁、男性、北欧血统、有家族史、糖尿病、酒精中毒、吸烟、HIV 感染、高脂血症和长期暴露于振动。

体格检查和临床表现

- 通常无症状，但屈曲的手指会影响患侧手部活动（图 6-1）
- 单纯无痛性手掌结节最终变硬并演变为延伸到手指的条索。随着条索增厚、挛缩，常造成掌指（metacarpophalangeal，MCP）或近端指间（proximal interphalangeal，PIP）关节屈曲畸形
- 皮肤凹陷
- 病变常始于手的尺侧，通常为环指。随着时间的推移其他手指也会出现病变
- Hueston 桌面试验：将手掌和手指旋前位放在桌面上，如果手不能放平则为阳性（图 6-2）。若检查为阴性，则无手术指征
- 掌腱膜挛缩的分期见表 6-1

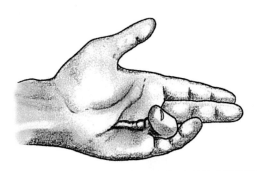

图 6-1　掌腱膜挛缩。手指屈曲畸形伴延伸到环指的结节样增厚的筋膜

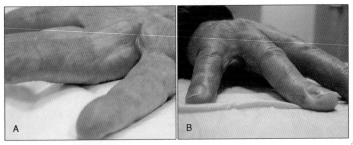

图 6-2　环指掌腱膜挛缩。**A**. 皮肤凹陷及引起掌指关节屈曲的纵行条索。**B**. 掌指关节的挛缩及屈曲畸形使患者无法将手平放在桌面。（From Hochberg MC：Rheumatology，ed 7，Philadelphia，2019，Elsevier.）

表 6-1　掌腱膜挛缩的分级

分级	描述	处理
1	早期手部病变，无挛缩	无特殊处理
2	累及单根手指，仅掌指关节出现挛缩	手术治疗
3	累及单根手指的掌指关节和 1 个近端指间关节	手术困难
4	累及多根手指	推迟手术，只有部分手术成功
5	手指到手掌的畸形	考虑截指

From Parvizi J：High-yield orthopedics，Philadelphia，2010，Saunders.

病因学

掌腱膜挛缩的病因尚不清楚，但具有一定遗传易感性。有证据表明，T 细胞介导的自身免疫反应可能会导致肌纤维细胞增殖，这些细胞通常与结节的形成相关。男性、环境因素（如吸烟、机械振动）和特定的疾病（如 HIV 感染、糖尿病）可能也是疾病发生的重要因素。

 诊断

鉴别诊断

- 扳机指
- 软组织肿瘤
- 先天性指屈曲缺血性肌挛缩创伤性瘢痕
- 腱鞘囊肿
- 骨折畸形愈合

影像学检查

影像学检查对于诊断掌腱膜挛缩是非必需的。若考虑与其他疾病鉴别，手部 X 线平片和进一步检查（CT 或 MRI）可能会有所帮助。

治疗

- 轻度病变：避免手部反复遭受外伤，可采取的措施包括使用带有衬垫手套和在手柄上安装减震管道或覆盖衬垫。目前尚

无确切的证据支持常规进行物理治疗和屈伸锻炼，但可以进行尝试

- 中度病变：在没有明显关节挛缩的情况下，特别是掌部结节伴有压痛时，局部注射糖皮质激素可有效软化和消除结节。经皮针刺筋膜切开术也可取得较好的效果，特别是当绝大部分挛缩发生在掌指关节而不是近端指间关节时。然而，在接受经皮针刺筋膜切开术后，超过 85% 的患者会复发。使用溶组织梭状芽孢杆菌胶原酶注射进行筋膜切开术，对于早期和轻度挛缩（挛缩小于 50°）有良好效果。溶组织梭状芽孢杆菌胶原酶（Xiaflex）是美国食品药品监督管理局（Food and Drug Administration，FDA）批准的第一个用于非手术治疗成人掌腱膜挛缩的药物，对于形成纵行条索的患者，其能缩小和软化结节。在瑞典进行的一项关于胶原酶注射的前瞻性研究显示，72% 的患者的临床症状在注射胶原酶后 2 年内得到持续改善，其中超过 80% 的患者掌指关节畸形得到完全矫正，但只有不足 50% 的患者近端指间关节得到矫正。在注射后 3 年，约有 64% 的患者可以保持整体临床改善。对于中度病变的患者胶原酶注射仍然是一个较好、安全的选择
- 重度病变：当掌指关节挛缩超过 30°、近端指间关节挛缩超过 20° 或 Hueston 桌面试验阳性时，常需手术治疗。另一个手术指征是伴有手指血管神经损害
- 并发症：屈肌腱断裂是一种罕见但严重的并发症，可由胶原酶注射引起。手术中切除病理性条索和结节可导致血管神经束直接损伤或因过度牵拉导致神经麻痹

转诊

如果关节挛缩开始进展或切除结节后再次出现疼痛（在任何阶段），及时请手外科医生评估是十分必要的。

 重点和注意事项

专家点评

- 约 5% 的患者会在其他部位出现类似的情况，如 Peyronie 病或 Ledderhose 病（累及足底筋膜）
- 柔软的关节胼胝（Grrrod 关节胼胝）常出现在近端指间关节

背侧

- 具有这些额外体征的患者被认为具有 Dupuytren 易感体质，他们的病情通常更严重和更容易复发

推荐阅读

Chen N et al: A systematic review of outcomes of fasciotomy, aponeurotomy and collagenase treatments for Dupuytren's contracture, *Hand* 6:250-255, 2011.

Costas B et al: Efficacy and safety of collagenase clostridium histolyticum for Dupuytren disease nodules: a randomized controlled trial, *BMC Musculoskelet Disord* 18(1):374, 2017.

Degreef I: Collagenase treatment in Dupuytren contractures: a review of the current state versus future needs, *Rheumatology and Therapy* 3(1):43-51, 2016.

Dolman GH et al: Wnt signaling and Dupuytren's disease, *N Engl J Med* 365:307-317, 2011.

Hindocha S: Risk factors, disease associations, and Dupuytren diathesis, *Hand Clinics* 34(3):307-314, 2018.

Khashan M et al: Dupuytren's disease: review of the current literature, *Open Orthop J* 5(Suppl 2):283-288, 2011.

Lauritzson A, Atroshi I: Collagenase injections for Dupuytren's disease: prospective cohort study assessing 2-year treatment effect durability, *BMJ Open* 7(3):1-7, 2017.

Nordenskjöld J, Lauritzson A, Åkesson A, Atroshi I: Collagenase injections for Dupuytren disease: 3-year treatment outcomes and predictors of recurrence in 89 hands, *Acta Orthopaedica* 3674:1-6, 2019.

Soreide E et al: Treatment of Dupuytren's contracture, *Bone Joint J* 100B(9):1138-1145, 2018.

第7章　De Quervain 腱鞘炎
De Quervain Tenosynovitis

Daphne Scaramangas-Plumley

魏建伟　译　李辉　审校

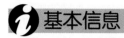 基本信息

定义

　　De Quervain 腱鞘炎是指发生在包含拇长展肌（abductor pollicis longus，APL）和拇短伸肌（extensor pollicis brevis，EPB）肌腱的腕背部第 1 伸肌间室的腱鞘炎。

同义词

　　桡骨茎突狭窄性腱鞘炎

　　第 1 伸肌间室狭窄性腱鞘炎

　　桡骨茎突腱鞘炎

　　De Quervain 病

　　De Quervain 狭窄性腱鞘炎

　　De Quervain 肌腱炎

　　洗衣妇女的拉伤 / 扭伤

　　肌腱炎

　　茎突腱鞘炎

ICD-10CM 编码

M65.4　桡骨茎突腱鞘炎

M65.9　未指明左右侧的滑膜炎和腱鞘炎

M65.849　未指明手部的其他滑膜炎和腱鞘炎

流行病学和人口统计学

- 女性比男性更常见，男女性比例为 1∶10
- 通常在 30 ～ 50 岁之间发病
- 可能与全身炎症性疾病（如类风湿关节炎）有关
- 常发生于初产妇或需要反复伸直和外展拇指以托起婴儿的全托机构人员

- 更常发生于一些需要经常用到腕关节的特定职业

体格检查和临床表现

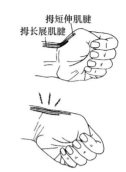

拇短伸肌腱
拇长展肌腱

- 拇指拿捏时和抗阻外展时桡骨茎突处疼痛
- 触诊桡骨茎突和腕背部第 1 伸肌间室处时有压痛
- 疼痛可放射至腕掌部和拇指
- 桡骨茎突处肿胀
- Finkelstein 试验阳性（图 7-1）
- 捻发音
- 偶可伴有拇指背侧麻木
- 无局部发热

图 7-1　De Quervain 狭窄性腱鞘炎患者 Finkelstein 试验阳性。 腕关节尺偏会导致腕背部包含拇长展肌腱和拇短伸肌腱的第 1 伸肌间室疼痛

病因学

- 重复、高强度使用手和拇指，在腕关节桡偏和尺偏时使用拇指拿捏（如打字、写字、钉钉子、打高尔夫球、甩鱼竿）
- 腕背部第 1 伸肌间室急性损伤
- 解剖异常或变异
- 体重增加或激素水平升高，如妊娠

Dx 诊断

- De Quervain 腱鞘炎的诊断基于临床三联征：
  1. 桡骨茎突处压痛
  2. 拇指抗阻外展或背伸时腕背部第 1 伸肌间室疼痛
  3. 在拇指屈曲内收时腕关节尺偏会出现疼痛（Finkelstein 试验，见图 7-1）
- 若在腱鞘囊内注射 1.5 ml 1% 利多卡因后三联征消失便可确诊，同时可与第 1 腕掌关节骨性关节炎鉴别
- 第 1 腕掌关节炎时也可出现 Finkelstein 试验阳性

鉴别诊断

- 腕管综合征
- 桡腕关节炎、拇指第 1 腕掌关节炎
- 痛风

- 浸润性肌腱炎
- 压迫性神经病变（如压迫桡神经浅支出现"手镯综合征"）
- 腱鞘囊肿
- 感染（如结核病、细菌性感染）
- 桡骨茎突骨折

影像学检查

- 除非怀疑有骨折或关节炎，否则无需进行腕关节和拇指的影像学检查
- 若怀疑有腕关节骨折，应从三个角度拍摄 X 线片
- 在一些特殊的病例中完善 MRI 将有助于诊断。在 T2 加权序列上，腱鞘炎被包裹腱鞘和周围水肿的软组织一同表现为液体信号，邻近脂肪层信号消失（图 7-2）。肌腱变性则代表一种更严重的过度使用损伤，表现为肌腱增粗伴肌腱内高信号。单独通过肌腱内高信号来诊断 de Quervain 腱鞘炎是不可靠的。在 T1 和 T2 加权像中，狭窄性腱鞘炎在肌腱周围均表现为中等强度的环状信号

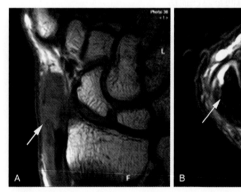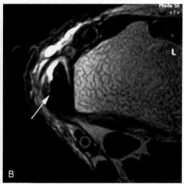

图 7-2　**De Quervain 腱鞘炎**。冠状位（**A**）和轴位（**B**）MRI T1 加权图像显示腕背部第 1 伸肌间室肌腱增厚，滑膜增厚（箭头）。（From Pope TL，et al：Musculoskeletal imaging，ed 2，Philadelphia，2015，Elsevier.）

Rx 治疗

非药物治疗

- 避免反复手和拇指活动

- 人字形夹板固定拇指
- 冰敷（15 分钟 / 次，4 ～ 6 次 / 天）
- 物理治疗

常规治疗

- 糖皮质激素注射（20 ～ 40 mg 曲安奈德和 1% 利多卡因）既可用于诊断又可用于治疗（图 7-3）
- 口服 NSAID（布洛芬 800 mg 每日 3 次或萘普生 500 mg 每日 2 次）
- 局部应用 NSAID（双氯芬酸乳膏）

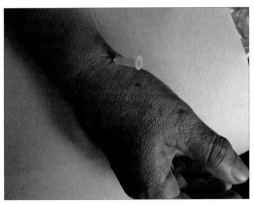

图 7-3　右手 De Quervain 腱鞘炎鞘内注射。（From Hochberg MC：Rheumatology，ed 7，Philadelphia，2019，Elsevier.）

长期管理

- 当急性炎症缓解 3 ～ 4 周后，轻柔地外展和背伸拇指可有助于恢复
- 3 个月之内最多进行 1 次糖皮质激素注射（每 3 个月或更长时间注射 1 次）
- 上述保守治疗无效的患者应考虑手术治疗
- 手术包括腕背部第 1 伸肌间室和亚间室松解，联合或不联合腱鞘切除

预后

- 约 82% 的患者在注射糖皮质激素后症状有初步缓解
- 约 52% 的患者在注射糖皮质激素后 12 个月未再出现症状

- 约 73% 的患者在两次糖皮质激素注射后获得满意的效果
- 极少数情况下，激素注射可导致感染、皮肤色素减退、皮下脂肪萎缩和肌腱断裂
- 糖尿病患者在注射糖皮质激素后可能出现短暂的轻度血糖升高
- 为了避免皮下脂肪和真皮萎缩，应将糖皮质激素注射于伸肌间室的腱鞘内而不是皮下组织内
- 若不及时治疗可能出现纤维化和活动受限（狭窄性腱鞘炎）
- 90% 转诊患者的症状可以通过手术得到改善
- 手术并发症包括：
  1. 桡神经浅支损伤
  2. 感觉异常（10%）
  3. 神经瘤形成
  4. 增生性或痛性瘢痕形成
  5. 慢性局部疼痛综合征
- 通过早期治疗，6 周后患者的恢复率达 80% 以上，症状超过 4 年仅有不足 40% 的患者获得恢复

 # 重点和注意事项

- 保守治疗失败 2 ~ 6 周后，建议采用糖皮质激素注射
- 通常在注射糖皮质激素后 48 h 内疼痛可得到缓解，且在 1 ~ 2 周内不再出现症状
- 如果第二次注射糖皮质激素 6 周后仍无好转，可考虑转诊至手外科继续治疗
- 若诱发活动持续存在，则病情可能复发

推荐阅读

Earp BE et al: De Quervain tendinopathy: survivorship and prognostic indicators of recurrence following a single corticosteroid injection, *J Hand Surg* 40(6):1161-1165, 2015.

Huisstede BM et al: Effectiveness of conservative, surgical, and post-surgical interventions for Trigger finger, Dupuytren's disease, and De Quervain's disease: a systematic review, *Arch Phys Med Rehabil* August 30, 2017.

Huisstede BM et al: European HANDGUIDE Group, Consensus on a multidisciplinary treatment guideline for de Quervain disease: results from the European HANDGUIDE study, *Phys Ther* 94(8):1095-1110, 2014.

Oh JK et al: Effectiveness of corticosteroid injections for treatment of de Quervain's tenosynovitis, *Hand (N Y)* 12(4):357-361, 2017.

Pope TL, Bloem HL et al: *Musculoskeletal imaging*, ed 2, Elsevier, 2015.

第8章 扳机指
Trigger Finger

Shyam A. Patel，Devan D. Patel

魏建伟 译 李辉 审校

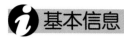 基本信息

定义

扳机指是由于指屈肌腱和 A1 滑车发生炎症，导致手指产生扳枪机样动作。手指的纤维-骨滑车可以限制屈肌腱，防止其在手指屈曲时引起弓弦。滑车的退行性和炎症性改变会使患指的肌腱不能沿着滑车平滑地滑动（在手指屈伸过程中引导手指屈肌腱的纤维-骨隧道），进而导致疼痛、手指屈曲或伸直困难（图 8-1）。随着时间的推移，A1 滑车水平处的屈肌腱会形成结节，患指会出现卡压和弹出现象，引起疼痛并限制功能。在终末期，由于主动活动完全受限，患者必须手动屈曲或伸直手指。

同义词

手指狭窄性腱鞘炎

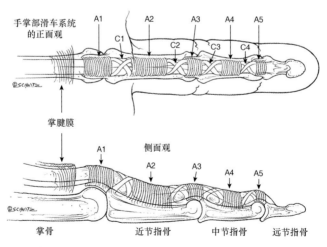

图 8-1 手指的滑车系统示意图。［From Ryzewicz M，Wolf JM：Trigger digits：principles，management，and complications，J Hand Surg 31（1）：135，2006.］

屈指肌腱狭窄性腱鞘炎

狭窄性腱鞘炎

ICD-10CM 编码

M65.30　未指明手指的扳机指

M65.321　右手示指扳机指

M65.322　左手示指扳机指

M65.329　未指明左右侧的示指扳机指

M65.331　右手中指扳机指

M65.332　左手中指扳机指

M65.339　未指明左右侧的中指扳机指

M65.341　右手环指扳机指

M65.342　左手环指扳机指

M65.349　未指明左右侧的环指扳机指

M65.351　右手小指扳机指

M65.352　左手小指扳机指

M65.359　未指明左右侧的小指扳机指

流行病学和人口统计学

扳机指是成人手部疼痛最常见的原因之一，在普通人群中患病率为 2%～3%。糖尿病患者罹患扳机指的风险近 10%，且接受非手术治疗的患者情况更糟。扳机指可发生于任何手指，拇指和环指最常受累。

好发性别与年龄：男女性比例为 1：4。扳机指在所有年龄段均可发生，但最常见于 40～60 岁。

危险因素：大多数病例为自发性，既往无创伤或活动水平的改变。然而，部分研究者认为扳机指与在涉及抓握或上举的职业与工作中反复使用手指有关。糖尿病或类风湿性关节炎患者的患病风险更高。

体格检查和临床表现

- 屈肌腱腱鞘炎通常出现在扳机指的机械症状前，触诊、被动伸指或等长屈曲可导致掌侧 MCP 关节周围屈肌腱处疼痛
- 扳机动作能被主动（患者伸指时伴有弹响）或被动（患者借助另一个手指或手伸直手指）纠正
- 长时间扳机指可能导致近节 PIP 关节屈曲挛缩，治疗效果较差

- 在患指 MCP 掌侧近端可扪及压痛性结节

病因学

扳机指的病因尚未明确。虽然大多数病例为特发性，但糖尿病、类风湿关节炎和甲状腺功能减退患者的发病率较高，提示胶原蛋白或其他屈肌腱成分或 A1 滑车的改变可能是其原因之一。组织学检查发现 A1 滑车内有软骨细胞增殖及基质糖胺聚糖增加，提示这可能与对 A1 滑车和屈肌腱的重复压迫有关。

(DX) 诊断

主要基于临床病史和体格检查。

鉴别诊断

- 掌腱膜（Dupuytren）挛缩
- 感染性屈肌腱腱鞘炎
- 增生性腱鞘炎
- 尺侧副韧带损伤（猎场看护人拇指）
- 腕管综合征
- 伸肌腱断裂
- 矢状束断裂
- PIP 挛缩
- MCP 关节炎
- 糖尿病手关节病变

评估

除考虑未确诊的全身性病因（糖尿病、类风湿关节炎、甲状腺功能减退）或用于排除感染的可能，否则检查的意义不大。大多数通过病史和体格检查可做出临床诊断。

实验室检查

- 考虑特定的致病因素或鉴别诊断时可进行实验室检查
- 若考虑感染，可以行血常规、CRP 及 ESR 检查
- 血糖、糖化血红蛋白
- 甲状腺功能检测
- 类风湿因子 / 抗环瓜氨酸肽（citrullinated peptide，CCP）抗体

影像学检查

- 除非考虑骨折、异物或关节脱位 / 半脱位 / 侵蚀，通常不需要行 X 线检查
- MRI 或超声可用于鉴别周围软组织（如尺侧副韧带撕裂）

℞ 治疗

　　治疗的目的是减轻屈肌腱鞘疼痛、肿胀和炎症，使肌腱在手指屈伸时能够平滑地滑动。

早期非手术治疗

- 休息，包括冰敷、夜间夹板固定、与相邻的手指一起包扎，治疗尽可能达到 4 ～ 6 周
- 有屈曲（非固定型）畸形的儿童扳机拇指对间歇性伸直位夹板固定疗法效果良好
- 使用手套和阻止带以扩大抓握活动范围
- 拉伸理疗和热疗
- 不推荐口服 NSAID

后期非手术治疗

- 对于成人患者，可于腱鞘或鞘周皮下组织内注射类固醇（如曲安奈德、甲泼尼龙或倍他米松）和局部麻醉药（如利多卡因）的混合物（图 8-2）。类固醇注射可暂时升高糖尿病患者的血糖水平，且通常效果不佳。注射前必须告知患者这种可能性。

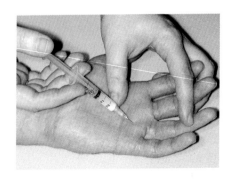

图 8-2　掌部注射治疗扳机指。（From Carr A，Hamilton W：Orthopedics in primary care，ed 2，Philadelphia，2005，WB Saunders.）

- 如果症状未消失或长期改善，最多进行两次注射是安全有效的

手术治疗

- 非手术治疗难以缓解症状的患者可进行手术松解
- 可行经皮或开放性手术松解
- 术后复发率约为 3%

预后

- 注射类固醇后，症状通常在 3 ~ 5 天内消失，大部分病例患指的交锁症状也会在 2 ~ 3 周内缓解
- 如果症状复发，重复注射 1 ~ 2 次类固醇可以改善症状
- 一般情况下，糖尿病患者注射类固醇或手术干预的成功率较非糖尿病患者低

转诊

非手术治疗失败时应咨询手外科专家。

 重点和注意事项

专家点评

如果累及多根手指，需要认真地对可能的原发系统性疾病进行排查。

推荐阅读

Castellanos J et al: Long-term effectiveness of corticosteroid injections for trigger finger and thumb, *J Hand Surg Am* 40(1):121, 2015.

Dardas AZ et al: Long-term effectiveness of repeat corticosteroid injections for trigger finger, *J Hand Surg Am* 42(4):227-235, 2017.

Wang J et al: Percutaneous release, open surgery, or corticosteroid injection, which is the best treatment method for trigger digits? *Clin Orthop Relat Res* 471:1879, 2013.

Wojahn RD et al: Long-term outcomes following a single corticosteroid injection for trigger finger, *J Bone Joint Surg Am* 96(22):1849, 2014.

Womack ME et al: Treatment of paediatric trigger finger: a systematic review and treatment algorithm, *J Child Orthop* 12(3):209-2017, 2018.

第9章 髋部骨折
Hip Fracture

James H. Dove

王俊杰 译 毛敏之 审校

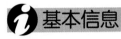 基本信息

定义

　　髋部骨折是指股骨近端骨折，可分为关节囊内骨折和关节囊外骨折。关节囊内骨折包括股骨头和股骨颈骨折（图 9-1 和表 9-1），关节囊外骨折则包括股骨转子间骨折和转子下骨折，以及少见的股骨大转子或小转子骨折。髋部骨折可以根据骨折类型和稳定性进一步分类。

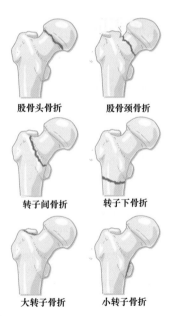

股骨头骨折　　　　　股骨颈骨折

转子间骨折　　　　　转子下骨折

大转子骨折　　　　　小转子骨折

图 9-1 髋关节骨折类型。（From Adams JG et al：Emergency medicine，clinical essentials，ed 2，Philadelphia，2013，Elsevier.）

表 9-1　股骨颈骨折 Garden 分型

Ⅰ型	无移位，轻度嵌插，骨折线不完整
	股骨头和股骨颈的内侧骨小梁形成 180° 夹角
	股骨头外翻
	股骨远端外旋
Ⅱ型	无移位，骨折线完整
	股骨头和股骨颈的内侧骨小梁形成 160° 夹角
	股骨头无移位
	股骨远端无移位
Ⅲ型	骨折线完整，移位＜ 50%
	股骨头骨小梁与骨盆骨小梁方向不一致
	股骨头内翻、内旋
	股骨远端外旋
Ⅳ型	骨折线完整，移位＞ 50% 伴分离
	股骨头骨小梁与骨盆骨小梁方向一致
	股骨头分离，但与髋臼对齐
	股骨远端向近端移位伴外旋

From Pope TL et al：Musculoskeletal imaging，ed 2，Philadelphia，2014，Saunders.

同义词

股骨近端骨折

关节囊内骨折：股骨颈骨折（头下型、经颈型及基底型）

关节囊外骨折：转子间骨折、转子周围骨折或转子下骨折

ICD-10CM 编码

编码 xY〔Y 代表类型：A（初发），D（骨折正常愈合），G（骨折延迟愈合），K（骨折不愈合），P（骨折畸形愈合），S（后遗症）〕

S72.0　股骨颈骨折

S72.1　转子间骨折

S72.2　转子下骨折

S72.3　股骨干骨折

S72.4 　股骨远端骨折

S72.7 　股骨多发骨折

S72.8 　股骨其他部位骨折

S72.009 　未指明左右侧及部位的股骨颈骨折

M84.359xY 　未指明左右侧的髋部应力性骨折

M84.459xY 　未指明左右侧的髋部病理性骨折

M85.353xY 　未指明左右侧的股骨应力性骨折

流行病学和人口统计学

患病率：女性的终身风险为 16%。

发病率：美国每年发生 35 万例髋部骨折。

流行病学：

- 女性＞男性
- 高加索人＞非洲裔美国人
- 90% 的患者＞65 岁
- 患者平均年龄为 80 岁

死亡率：骨折后 1 年内的死亡率为 20%～25%

危险因素

- 骨质疏松
- 高龄（＞75 岁）
- 感觉障碍，如神经系统疾病
- 步态不稳定、足部畸形及肌肉无力
- 多重用药
- 认知障碍、抑郁
- 饮酒或使用苯二氮䓬类药物
- 直立性低血压
- 家庭危险环境（如地毯松动、电线暴露等）
- 亚临床甲状腺功能亢进

体格检查和临床表现

- 髋部或腹股沟疼痛
- 移位性骨折：患肢短缩、外旋畸形（内旋畸形少见）
- 嵌插骨折 / 应力性骨折 / 非移位骨折：活动时疼痛，通常没有显著畸形

- 髋部挫伤或瘀斑
- 患肢无法负重,触诊局部压痛

病因学

- 外伤
- 继发于骨质疏松或骨密度降低的年龄相关性骨脆性增加
- 老年人骨折风险增大(源于肌肉功能下降、骨量丢失、多重用药或使用精神药物等)
- 应力性骨折

(Dx)诊断

鉴别诊断

- 髋关节骨关节炎或类风湿性关节炎
- 髋关节脱位
- 病理性骨折
- 肌肉拉伤或肌腱炎
- 伴有放射痛的椎间盘综合征
- 骨盆不全骨折或耻骨支骨折
- 大转子滑囊炎
- 髋关节化脓性关节炎
- 骨盆骨折
- 股骨外侧皮神经卡压(感觉异常性股痛)
- 髋臼盂唇撕裂或病变
- Paget 病
- 肿瘤

评估

大多数病例的诊断源于临床表现和 X 线检查(图 9-2 和图 9-3)。图 9-4 为股骨颈骨折的 Garden 分型示意图,Garden 分型是通过骨折块间的移位程度和骨折稳定性对股骨颈骨折进行分型。对于在 X 线片上不明显的髋部微骨折,需要其他影像学检查来辅助诊断,如通过 MRI 检查应力性骨折或隐匿性骨折。

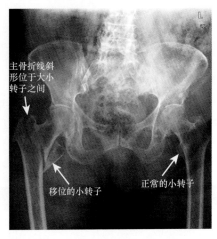

图 9-2 股骨转子间骨折：三部分骨折（近端、远端和一侧转子）。股骨转子间骨折是一种常见的骨折，常由老年患者跌倒所致。主骨折线通常呈斜形位于大、小转子之间。转子间骨折通常为两部分、三部分或四部分骨折，但有时也会出现严重的粉碎性骨折。两部分骨折包括近端骨折块和远端骨折块，三部分骨折还包括一个转子的骨折，四部分骨折则包括有两个转子的骨折。这位 86 岁老年女性患者在无人目击的情况下跌倒，骨折具有典型三部分骨折的特征，左下角箭头所示为小转子的骨折块。图中可见该患者存在严重的骨质丢失。（From Broder JS：Diagnostic imaging for the emergency physician，Philadelphia，2011，Saunders.）

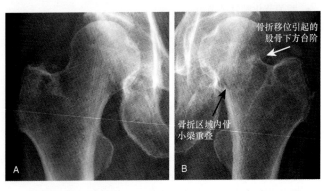

图 9-3 股骨颈骨折。该患者为 84 岁女性，在无人目击的情况下跌倒。**A**. 正常的右侧髋关节伴骨质疏松。**B**. 左侧髋关节存在一个相对轻微的股骨颈骨折。可见股骨颈处骨小梁不连续。此外，由于远端骨折块向内移位，造成股骨头下方台阶样突起，正常髋关节无此表现。部分股骨颈骨折在 X 线上表现得更加明显。（From Broder JS：Diagnostic imaging for the emergency physician，Philadelphia，2011，Saunders.）

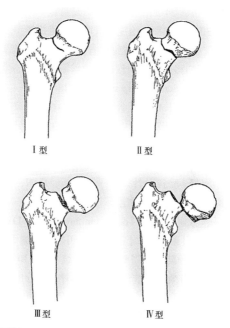

I 型   II 型

III 型   IV 型

图 9-4 股骨颈骨折 Garden 分型。［From Kyle RF：Fractures of the hip. In Gustilo RB et al（eds）：Fractures and dislocations，St Louis，1993，Mosby.］

影像学检查

- 标准的 X 线检查应包括骨盆和髋关节前后位片，并通过髋关节侧位片确认诊断。另外，X 线检查还应包括股骨全长片和膝关节正侧位片
- 如果初筛的 X 线检查结果为阴性，建议行 CT 或 MRI 检查。CT 可以诊断应力性骨折，而 MRI 是诊断隐匿性骨折的首选方法。骨扫描也可用于诊断骨折

ⓇⓍ 治疗

- 骨科会诊：绝大多数髋部骨折需要采用手术治疗，非手术治疗仅适用于合并严重基础疾病、痴呆或伤前无法行走的患者
- 术前检查：血常规、血生化、影像学检查、凝血功能、胸部 X 线检查、心电图（electrocardiogram，ECG）及尿常规
- 绝大多数病例需要手术治疗，并争取在伤后 24 ～ 48 h 内进

行手术。伤后 24 h 内进行手术修复可以有效降低并发症的发生率和 30 天死亡率。治疗方式取决于骨折类型及稳定性:

1. 无移位或外展嵌插型股骨颈骨折:3 枚空心螺钉固定
2. < 65 岁的移位股骨颈骨折:急诊解剖复位,空心螺钉或动力髋螺钉(dynamic hip screw,DHS)固定
3. > 65 岁的移位股骨颈骨折:健康、伤前活动范围正常的患者采用全髋关节置换,体弱患者则可考虑半髋关节置换
4. 转子间骨折:髓内钉(intramedullary nail,IMN)或 DHS 固定
5. 不稳定型 / 反斜形骨折转子间骨折:IMN、角钢板或动力髁螺钉(非 DHS)固定

- 预防深静脉血栓形成(deep vein thrombosis,DVT):依诺肝素、戊聚糖肝素或肝素。健侧肢体可采用机械手段预防 DVT。DVT 的药物预防通常需要在术后持续 14 ～ 30 天
- 疼痛管理:有效的疼痛管理是髋部骨折治疗的首要目标。阿片类药物容易导致谵妄和便秘。神经阻滞可有效减少髋部骨折导致的急性疼痛。对于使用麻醉药品的患者,建议采用肠道益法并充分补水
- 术前应预防性使用抗生素,术后持续使用 24 h
- 功能锻炼是髋部骨折治疗的重要组成部分,应在术后第一天立即开始康复治疗
- 对于不适合手术的患者(如存在重大医疗风险、伤前长期卧床、伤前需要轮椅辅助活动或严重痴呆),应给予保守治疗及疼痛控制

预后

- 手术相关的死亡率根据患者的情况而异,通常为 2% ～ 4%。对于老年患者,髋部骨折使其在伤后 3 个月的全因死亡率增加了 5 ～ 8 倍
- 老年患者伤后 1 年的死亡率为 20% ～ 30%
- 男性和女性的死亡率均会随着时间的推移而增加,但在任何年龄段,男性髋部骨折后的年死亡率均高于女性
- 痴呆提示预后较差

转诊

当诊断髋部骨折时,应由骨科医师评估是否需要手术治疗。

重点和注意事项

专家点评

- 并发症包括骨折不愈合、骨折畸形愈合、感染、股骨头缺血性坏死、DVT、谵妄、压疮、持续疼痛、假体松动、假体周围骨折等

- 非手术治疗：

  1. 对于伤前无法行走的患者、严重痴呆或具有重大手术风险的患者（如严重心肺疾病患者），应考虑非手术治疗

  2. 尽早进行从床到椅子的活动以及仔细护理可以有效避免皮肤裂伤和压疮的发生

  3. 疼痛可能在骨折愈合前得到缓解

- 严重腹股沟疼痛或无法行走可能是唯一与隐匿性股骨颈骨折相关的症状。如果怀疑患者存在隐匿性股骨颈骨折，应行MRI 检查

- 在美国，≥ 65 岁人群的髋部骨折发生率以及骨折后死亡率正在下降，但髋部骨折合并症的治疗费用非常高昂（髋部骨折第一年的直接医疗费用为 40 000 美元，随后每年约为 5000 美元）。据估计，在 2007 年，与髋部骨折相关的医疗费用超过 200 亿美元

- 髋部脆性骨折或低能量骨折在骨量下降的老年患者中十分常见。这一类型的骨折患者伤后 1 年的死亡率约为 26%，且58% 的患者需要长期护理。髋部脆性骨折与未来 5 年内再次发生脆性骨折相关

- 长期使用质子泵抑制剂（≥ 1 年）会降低阿仑膦酸盐预防老年髋部骨折的有效性

预防

- 可以通过以下方式降低髋部骨折的发生率：

  1. 消除家庭危险环境（如照明不良、地毯松散、家具低矮等）

  2. 进行规律锻炼，增强力量及平衡能力

  3. 预防跌倒教育

  4. 评估患者的药物使用情况，尽可能减少多重用药、降低副作用

5. 骨质疏松的预防和治疗（如服用钙剂和维生素 D、抗阻力训练、逆转潜在病因等）

推荐阅读

Abou-Setta AM et al: Comparative effectiveness of pain management interventions for hip fracture: a systematic review, *Ann Intern Med* 155:234-245, 2011.

Abrahamsen B et al: Proton pump inhibitor use and the antifracture efficacy of alendronate, *Arch Intern Med* 171:998-1004, 2011.

Boddaert J et al: Perioperative management of elderly patients with hip fracture, *Anesthesiology* 121(6):1336-1341, 2014.

Bokshan SL et al: Factors influencing survival following hip fracture among octogenarians and nonagenarians in the United States, *Injury* 49:685-690, 2018.

Bretherton CP, Parker MJ: Early surgery for patients with a fracture of the hip decreases 30-day mortality, *Bone Joint J* 97(1):104-108, 2015.

Brunskill SJ et al: Red blood cell transfusion for people undergoing hip fracture surgery, *Cochrane Database Syst Rev* 4:CD009699, 2015.

Chatterton BD et al: Cause of death and factors associated with early in-hospital mortality after hip fracture, *Bone Joint J* 97(2):246-251, 2015.

Christmas C et al: In the clinic: hip fracture, *Ann Intern Med* 155(11), 2011. ITC6–1.

Elkbuli A et al: "Isolated hip fracture in the elderly and time to surgery: is there an outcome difference?" *Trauma surgery & acute care open* 3, 2018.

Forni S et al: Mortality after hip fracture in the elderly: the role of a multidisciplinary approach and time to surgery in a retrospective observational study on 23,973 patients, *Arch Gerontol Geriatr* 66:13-17, 2016.

HEALTH Investigators et al: Total hip arthroplasty or hemiarthroplasty for hip fracture, *N Engl J Med* 381(23):2199-2208, 2019.

Gregersen M et al: Postoperative blood transfusion strategy in frail, anemic elderly patients with hip fracture: the TRIFE randomized controlled trial, *Acta Orthopaedica* 86(3):363-372, 2015.

Haentjens P et al: Meta-analysis: excess mortality after hip fracture among older women and men, *Ann Intern Med* 152:380-390, 2010.

Hung WW et al: Hip fracture management: tailoring care for the older patient, *J Am Med Assoc* 307:2185-2194, 2012.

Kanis JA et al: A systematic review of hip fracture incidence and probability of fracture worldwide, *Osteoporos Int* 23:2239-2256, 2012.

Pincus D et al: Association between wait time and 30-day mortality in adults undergoing hip fracture surgery, *J Am Med Assoc* 318:1994, 2017.

Radcliff TA et al: Patient risk factors, operative care, and outcomes among older community-dwelling male veterans with hip fracture, *J Bone Joint Surg Am* 90(34), 2008.

Saunders S, Geraci SA: Outpatient management of the elderly patient following fragility hip fracture, *Am J Med* 124:408-410, 2011.

Tsang C et al: Predicting 30-day mortality after hip fracture surgery: evaluation of the National Hip Fracture Database case-mix adjustment model, *Bone Joint Res* 6(9):550-556, 2017.

von Friesendorff M et al: Hip fracture, mortality risk, and cause of death over two decades, *Osteoporos Int* 27:2945-2953, 2016.

Slipped Capital Femoral Epiphysis（SCFE）

Jacob Modest

王俊杰 译 毛敏之 审校

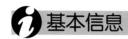 基本信息

定义

股骨头骨骺滑脱（slipped capital femoral epiphysis，SCFE）的特点是股骨干骺端（股骨颈）在骺板（生长板）水平，相对于股骨头向前移位，通常表现为髋关节或膝关节疼痛以及步态异常。

- 多为单侧发病，双侧发病约占 25%。当双侧发病或患儿年龄 < 10 岁时，可能与内分泌疾病相关
- 当患儿能够行走和负重时，即为稳定型 SCFE，反之为不稳定型 SCFE
- 在骨科医师评估病情之前，患儿应保持非负重状态

ICD-10CM 编码

M93.001	未指明急慢性的右侧非创伤性股骨头骨骺滑脱
M93.002	未指明急慢性的左侧非创伤性股骨头骨骺滑脱
M93.003	未指明急慢性的非创伤性股骨头骨骺滑脱（未指明左右侧）
M93.011	右侧急性非创伤性股骨头骨骺滑脱
M93.012	左侧急性非创伤性股骨头骨骺滑脱
M93.013	急性非创伤性股骨头骨骺滑脱（未指明左右侧）
M93.021	右侧慢性非创伤性股骨头骨骺滑脱
M93.022	左侧慢性非创伤性股骨头骨骺滑脱
M93.023	慢性非创伤性股骨头骨骺滑脱（未指明左右侧）
M93.031	右侧慢性非创伤性股骨头骨骺滑脱急性发作
M93.032	左侧慢性非创伤性股骨头骨骺滑脱急性发作
M93.033	慢性非创伤性股骨头骨骺滑脱急性发作（未指明左右侧）

流行病学和人口统计学

发病率：发病率为 10/100 000，男女性比例为 1.4 : 2.0，好发于左侧髋关节。

发病高峰：平均年龄 12 岁，范围为 10 ～ 16 岁。

患病率：10.8 例 /100 000 儿童。

遗传学因素：黑人、西班牙裔和太平洋岛民具有较高发病率。

危险因素：

- 目前认为肥胖是最大的危险因素
- 代谢 / 内分泌紊乱、辐射暴露
- 遗传

体格检查和临床表现

- 患者主诉为膝关节、髋部、臀部或腹股沟疼痛，常伴有步态异常，患者常表现为拒绝负重
- 体格检查可见患侧髋关节内旋受限（图 10-1），若被动屈曲患侧髋关节达 90°，则会出现髋关节强制外旋

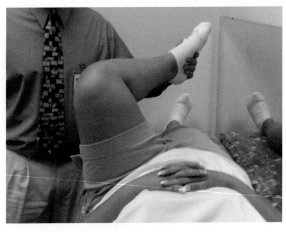

图 10-1 对一位稳定型股骨头骨骺滑脱患者进行体格检查。患者髋关节屈曲、外旋受限。被动屈曲髋关节时，髋关节发生内旋。［From Herring JA：Slipped capital femoral epiphysis. In Herring JA（ed）：Tachdjian's pediatric orthopaedics，ed 5，Philadelphia，2014，Elsevier，Fig.18.5. In Kliegman RM：Nelson textbook of pediatrics，ed 21，Philadelphia，2020，Elsevier.］

病因学

- 当股骨头处的剪切力超过股骨头的强度时，即可发生股骨头骨骺滑脱，最常见于青春期前的快速生长期
- 多因素：易感因素包括肥胖、创伤、辐射暴露史和代谢／内分泌紊乱
- 肥胖：63% 的患者体重＞ 90% 的同龄人群，瘦素水平增高可能与 SCFE 的发生率增加独立相关
- 内分泌紊乱：年龄＜ 10 岁或体重＜ 50% 同龄人群的患者，需考虑存在潜在内分泌疾病，如甲状腺功能减退、性腺功能减退、全垂体功能减退或生长激素缺乏等。对于此类患者，在诊断时应考虑进行 TSH/T$_4$ 筛查和骨龄评估

 诊断

鉴别诊断

- 应力性骨折或骨骺撕脱骨折
- 缺血性坏死（Legg-Calvé-Perthes 病）
- 髋关节骨骺炎
- 一过性滑膜炎
- 化脓性关节炎或骨髓炎
- 内收肌劳损（腹股沟拉伤）

评估

- 诊断基于体格检查和影像学检查
- 实验室检查可用于寻找次要原因

实验室检查

可进行肾功能相关检查和内分泌检查（生长激素和甲状腺功能检查），尤其是针对年龄＜ 10 岁或体重＜ 50% 同龄人群的患者。

影像学检查

- 由于 1/4 的病例为双侧发病，X 线检查需要完善双侧髋部前后位片及蛙式侧位片（图 10-2 和图 10-3）。通常情况下，X 线检查敏感性和特异性高，可确诊
- X 线检查可见股骨近端骺板增宽、不规则和透亮带，以及股

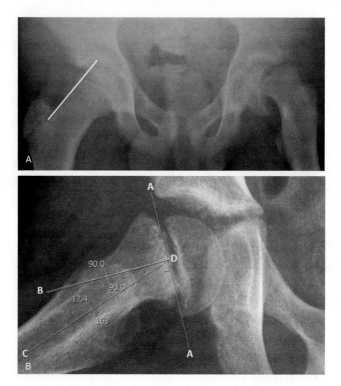

图 10-2　股骨头骨骺滑脱。**A**. 左侧股骨头骨骺滑脱，图中直线为右侧 Klein 线。在髋关节前后位片中，Klein 线通常与股骨近端骨骺的外侧 1/6 相交。**B**. BD 线（垂直于骺板平面）与 CD 线（平行于股骨骨干纵轴）的夹角为滑脱角，图中所示的滑脱角为 17.4°。［From Adam A et al（ed）：Grainger and Allison's diagnostic radiology, ed 6，London，2015，Churchill Livingstone. In Grant LA：Grainger & Allison's diagnostic radiology essentials，ed 2，2019，Elsevier.］

骨近端骨骺不协调

- 滑脱通常发生在骺板最薄弱的部分，导致股骨头从干骺端移位，X 线检查呈现出类似"冰淇淋从蛋筒上脱落"的表现
- 若患者 X 线检查显示正常，但又高度怀疑存在 SCFE，可以选择 MRI。MRI 不仅有利于诊断 SCFE，还有助于诊断其并发症，如骨坏死等

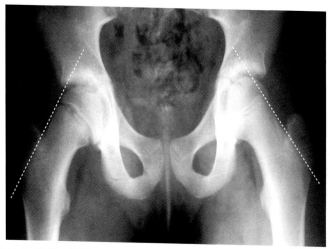

图 10-3　股骨头骨骺滑脱，Klein 线。（From Adam A，Dixon AK：Grainger & Allison's diagnostic radiology，ed 5，London，2007，Churchill Livingstone. In Grant LA：Grainger & Allison's diagnostic radiology essentials，ed 2，2019，Elsevier.）

Rx 治疗

- 当怀疑存在 SCFE，对患儿进行进一步检查时，应避免患肢负重，可采取不负重拐杖或轮椅
- 治疗的首要目标是避免滑脱进展以及并发症的发生
- 手术治疗是必要的，建议转诊至骨科。手术治疗的金标准是通过骨骺中心置入 1 枚或 2 枚空心螺钉。第二枚空心螺钉可使固定具有更好的旋转稳定性，但会增加血供不足的风险

非药物治疗

- SCFE 的标准治疗方法是用 1 枚或 2 枚空心螺钉固定
- 对于大多数患者，不建议预防性治疗对侧髋关节。但对于一些高危患者可以考虑，如内分泌紊乱、年龄小或肥胖等

预后

- SCFE 是一种常见的青春期前疾病，早期诊断和适当的治疗可以预防骨坏死或软骨溶解等并发症的发生
- 软骨溶解：关节软骨急性溶解，关节间隙变窄。患者表现为

疼痛、关节僵硬和活动范围减小。软骨溶解可能是手术的一种并发症，但也有约 10% 未经治疗的 SCFE 患儿发生软骨溶解

- 骨坏死的发生率在不稳定型 SCFE 患儿中较高，并且随着滑脱的程度和角度而增加。骨坏死可通过 MRI 或骨扫描进行诊断
- 近期研究表明，术中监测髋板血流动力学，包括激光多普勒血流仪评估骨内压、股骨头钻孔后确认出血等，可以有效预防术后股骨头无菌性坏死的发生

❗ 重点和注意事项

- 当 10～15 岁的儿童出现腹股沟、髋部、臀部或膝关节疼痛伴跛行时，应考虑 SCFE 的可能。1/4 的患者为双侧发病，尤其是存在潜在内分泌疾病时
- 如果患儿年龄 < 10 岁或体重 < 50% 同龄人群，应考虑进行内分泌检查
- 体格检查可发现髋关节内旋受限及强制性外旋
- 诊断 SCFE 的 X 线检查应包括髋关节前后位和蛙式侧位片对于不稳定型 SCFE，还需拍摄髋关节穿桌侧位片
- 稳定型 SCFE 的标准治疗方法是用 1 枚或 2 枚空心螺钉固定

推荐阅读

Castillo C, Mendez M: Slipped capital femoral epiphysis: a review for pediatricians, *Pediatr Ann* 47(9):e377-e380, 2018.

Georgiadis AD, Zaltz I: Slipped capital femoral epiphysis: how to evaluate with a review and update of treatment, *Pediatr Clin N Am* 61:1119-1135, 2014.

Otani T et al: Diagnosis and treatment of slipped capital femoral epiphysis: recent trends to note, *J Orthop Sci* 23(2):220-228, 2018.

Peck DM et al: Slipped capital femoral epiphysis: diagnosis and management, *Am Fam Phys* 95(12):779-784, 2017.

Zaltz I et al: Unstable SCFE: review of treatment modalities and prevalence of osteonecrosis, *Clin Orthop Relat Res* 471(7):2192-2198, 2013.

第11章　大转子疼痛综合征及转子滑囊炎

Trochanteric Pain Syndrome （Trochanteric Bursitis）

Rasha B. Alqadi

黄添隆　译　李辉　审校

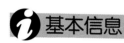 基本信息

定义

大转子疼痛综合征（greater trochanteric pain syndrome，GTPS）用于描述髋关节外侧慢性疼痛。转子滑囊炎（trochanteric bursitis，TB）和 GTPS 两者症状难以区分 *。但与 TB 不同，GTPS 很少伴随炎症的主要症状（如红、肿或热等）。GTPS 与其他原因导致的疼痛类似，如肌筋膜疼痛、退行性关节疾病和脊柱病变。GTPS 包括肌腱炎和肌腱撕裂、滑囊炎和积液。

同义词

转子肌腱炎

ICD-10CM 编码

M70.60　未指明左右侧的髋关节转子滑囊炎

M70.61　右髋关节转子滑囊炎

M70.62　左髋关节转子滑囊炎

流行病学和人口统计学

- 据统计，诊断为区域性疼痛综合征的患者约占普通人群的 10% ～ 25%
- 在初级医疗机构中，每年每 1000 例患者中约有 1.8 例患者患有 GTPS

---

* 译者注：原文在定义中表达与国人习惯不同，目前的共识为有明确的炎性症状时需诊断为转子滑囊炎，但无炎性症状时统称为大转子疼痛综合征。

- 发病的高峰年龄为 40 ～ 60 岁，但所有年龄均可发生
- 女性比男性更常见（4：1）
- 有研究报道 GTPS 的患病率为 17.6%，女性、合并腰痛、骨关节炎、髂胫束综合征和肥胖的患者患病率更高

体格检查和临床表现

- GTPS 通常表现为髋关节和（或）臀部外侧慢性持续性疼痛，患侧卧位、长时间站立、驾驶、爬楼梯、跑步或其他高强度活动可加重
- 疼痛可沿外侧放射至同侧膝关节
- 大转子外侧或后侧压痛（图 11-1）
- 以下 10 种刺激试验可以再次诱发疼痛症状：大转子触诊、外旋抗阻试验、改良外旋抗阻试验、标准和改良 Ober 试验、Patrick 或 FABER 试验、髋关节外展抗阻试验、单腿站立试验和髋关节内旋抗阻试验

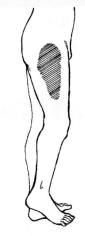

图 11-1　转子滑囊炎综合征的典型疼痛部位。该部位也是腰椎疾病、各种神经压迫综合征和髋关节疾病，特别是股骨头坏死的常见疼痛放射部位

病因学

- 反复高强度运动所致阔筋膜张肌和臀中肌反复磨损、感染（如结核）和晶体沉积均可引起 GTPS
- 膝关节和髋关节骨关节炎、类风湿关节炎、骶髂关节疾病、双下肢不等长、踝关节扭伤和足部拇趾囊肿等其他疾病可引起患者步态改变，造成髋关节内翻应力过大，从而诱发 GTPS
- 髋关节镜术后常见并发症之一（估计占 1.4%）。既往有关节置换术病史的患者预后较差

鉴别诊断

- 梨状肌腱病
- L2 和 L3 神经根型腰椎病和腰椎小关节综合征
- 髂胫束综合征
- 髋关节骨关节炎
- 髋关节骨坏死

- 股骨颈应力性骨折
- 感觉异常性股痛
- 髋臼盂唇撕裂
- 髂腰肌滑囊炎
- 骨髓炎
- 转移性骨病
- 感染性或化脓性关节炎
- 臀中肌腱撕裂
- 臀袖损伤（表 11-1）

表 11-1　TB 与外展肌腱撕裂

	TB	外展肌腱撕裂
临床症状	转子周围疼痛和大转子压痛	转子周围疼痛和大转子压痛
	夜间痛	夜间痛
	± 外展肌无力性跛行	外展肌无力性跛行
体格检查	±Trendelenburg 步态	Trendelenburg 步态
	± 外展肌无力	外展肌无力
MRI 表现	滑囊炎和大转子信号增强的征象	外展肌腱变性和撕裂信号
	可能出现肌腱炎，但肌腱是完整的，没有撕裂	臀小肌或臀中肌部分增厚且完全撕裂
非手术治疗	助行工具（助行器 *vs.* 手杖）	助行工具（助行器 *vs.* 手杖）
	NSAID	NSAID
	选择性进行转子周围局部注射皮质类固醇	选择性地进行转子周围局部注射皮质类固醇
	肌力锻炼	肌力锻炼
手术治疗	滑囊切除术（非手术治疗无效时）	锚钉肌腱修复术

MRI，磁共振成像；NSAID，非甾体抗炎药

From Hochberg MC：Rheumatology，ed 7，Philadelphia，2019，Elsevier.

评估

　　由于髋部外侧疼痛的表现形式多种多样，故确诊 GTPS 极具挑战性。必须进行全面的骨骼肌肉和神经检查，包括背部、双侧髋关节和膝关节，并观察步态。通常可以发现大转子触痛、外展抗阻疼

痛和 Patrick/FABER 试验阳性。

实验室检查

非必须检查

影像学检查

- X 线平片：X 线平片往往无阳性发现，但可排除骨关节炎、股骨髋臼撞击和骨折等潜在病变。40% 的 GTPS 患者可见大转子钙化
- 超声波：是简便、实时、费用较低的检查，在确定髋关节外侧疼痛的病因方面具有非常重要的价值
- CT 和 MRI 可同时显示骨骼和软组织情况，但除非医生怀疑检查结果会影响治疗决策，一般没有必要行 MRI、CT 检查。存在滑囊炎时 MRI 可显示信号增强，但这在有症状和无症状的患者中均可发现

℞ 治疗

大多数 GTPS 呈自限性，通常保守治疗可缓解。

非药物治疗

- 物理治疗和髂胫束伸展运动可减少对转子滑囊区的刺激
- 热敷
- 超声治疗
- 冷冻疗法
- 针对步态异常，可通过膝关节支具、鞋垫、踝关节支具和足部矫形垫治疗特定情况

常规治疗

- NSAID 镇痛：布洛芬 800 mg 口服每日 3 次或萘普生 500 mg 口服每日 2 次
- 经皮超声透入疗法局部给予皮质类固醇
- 注射皮质类固醇
- 局部麻醉阻滞既有治疗作用，也有助于鉴别牵涉痛

长期管理

- 大多数患者对 NSAID 和（或）非药物治疗有反应

- 皮质类固醇注射：约 70% 的患者在第一次注射后有反应，第二次注射后有超过 90% 的患者有反应
- 约 25% 接受皮质类固醇注射的患者可能会复发
- 近期研究表明，健康教育联合康复锻炼比注射皮质类固醇能更好地改善髋关节功能[1]
- 虽然绝大多数 GTPS 患者通过非手术治疗能明显改善症状，但关节镜下行转子滑囊切除术（无论是否行髂胫束松解）都能极大程度地缓解症状，且术后并发症最少；臀肌腱修复也可能是治疗严重顽固性病例的有效方法

转诊

- 物理治疗
- 如果需要注射皮质类固醇可转至风湿科
- 慢性难治性病例可能需转至骨科相关领域专家处行滑囊切除术

 重点和注意事项

　　GTPS 患者常报告髋部疼痛。完善体格检查很容易区分 GTPS 与其他髋关节病变。局部注射皮质类固醇可减轻疼痛，这有助于鉴别 TB 与牵涉痛。

专家点评

- TB 患者的活动范围不受限，该特点可与髋关节退行性疾病进行区分
- 根据髋关节和大腿外侧疼痛的定位不同，可区分 TB、大腿前外侧感觉异常性股痛和大腿内侧腹股沟区骨关节炎

推荐阅读

Bolton WS et al: Do ultrasound-guided trochanteric bursa injections of corticosteroid for greater trochanteric pain syndrome provide sustained benefit, and are imaging features associated with treatment response? *Clin Radiol* 73(5):505. e9 -505.e15, 2018. PMID: 29273226.

Chowdhry R et al: Imaging and management of greater trochanteric pain syndrome, *Postgrad Med* 90(1068):576-581, 2014.

Drummond J et al: The outcome of endoscopy for recalcitrant greater trochanteric pain syndrome, *Arch Orthop Trauma Surg* 138(11):1547-1554, 2016.

Ganderton C et al: Demystifying the clinical diagnosis of greater trochanteric pain syndrome in women, *J Womens Health (Larchmt)* 26(6):633-643, 2016.

Ganderton C et al: Gluteal loading versus sham exercises to improve pain and dysfunction in postmenopausal women with greater trochanteric pain syndrome: a randomized controlled trial, *J Womens Health (Larchmt)* 27(6):815-829, 2018. PMID: 29715073.

Lustenberger D et al: Efficacy of treatment of trochanteric bursitis: a systemic review, *Clin J Sport Med* 21:447, 2011.

Mallow M, Nazarian LN: Greater trochanteric pain syndrome diagnosis and treatment, *Phys Med Rehabil Clin N Am* 25(2):279–289, 2014.

Nurkovic J et al: Treatment of trochanteric bursitis: our experience, *J Phys Ther Sci* 28(7):2078-2081, 2016.

Zeman P et al: Clinical results of endoscopic treatment of greater trochanteric pain syndrome, *Acta Chir Orthop Traumatol Cech* 84(3):168-174, 2017.

第12章 髌股关节疼痛综合征
Patellofemoral Pain Syndrome

Kate Cahill

黄添隆 译 李辉 审校

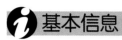 **基本信息**

定义

髌股关节疼痛综合征（patellofemoral pain syndrome，PFPS）是指由于髌股关节使用过度或负荷过重而引起的膝前疼痛。

同义词

髌骨后疼痛综合征
跑步膝
外侧关节凹压迫综合征
特发性膝前疼痛

ICD–10CM 编码
M22.2　髌股关节病
M25.569　未指明左右侧的膝关节疼痛

流行病学与人口统计学

患病率：青少年占患病总人数的 20% 以上。PFPS 是膝关节疼痛的门诊患者中最常见的诊断。在跑步者损伤中，PFPS 占 16% ～ 25%。

好发性别和年龄：女性常见，男女性比例接近 1∶2；爱好运动的 20 ～ 30 岁成人及青少年更常见。

危险因素：
- 体力活动强度或持续时间增加
- 过度使用
- 关节超负荷
- 创伤
- 先天性解剖异常
- 关节对合不良

- 髌骨活动度过大
- 股四头肌无力

体格检查和临床表现

- 渐进性或急性发作的膝前痛
- 疼痛有时局限在髌骨深处或其周围
- 也被描述为髌骨深处的一种搔抓感
- 蹲下、跑步、久坐或上下楼梯可加剧疼痛
- 关节内积液提示存在不能仅用 PFPS 解释的关节内病变
- 膝关节伸直时挤压髌骨进入滑车可诱发疼痛

病因学

目前病因不明；可能由多因素导致，包括肌肉过劳、关节超负荷，且关节对合不良或创伤等因素均可导致膝关节屈伸过程中髌骨运动轨迹不良。

Dx 诊断

鉴别诊断

- 髌股关节炎
- 髌骨不稳定
- 髌骨应力性骨折
- Osgood-Schlatter 病（胫骨结节骨软骨炎）
- 关节软骨损伤
- 髌前滑囊炎
- 鹅足滑囊炎
- 髂胫束综合征
- 滑膜皱襞炎（又称皱襞综合征）
- 软骨软化
- 骨异常
- 骨肿瘤
- 髌腱末端病
- 其他：腰椎或髋关节病变引起的牵涉痛、剥脱性骨软骨炎、Sinding Larsen-Johansson 综合征（髌骨第二骨化中心下极骨坏死）、有症状的二分髌骨

评估

- PFPS 的诊断为排除性临床诊断；需仔细评估并排除其他鉴别诊断的可能性
- 体格检查应包括：

  1. 评估髌骨运动轨迹

  a）嘱患者单腿蹲下和站立

  b）"J"字征阳性——膝关节从屈曲到伸直时髌骨向外侧移动

  2. 髌骨活动度测试

  a）髌骨内侧移位；移位＞3 个象限可诊断为活动过度

  3. 髌骨研磨（或抗阻）试验

  a）膝关节伸直，将髌骨向下推入滑车沟

  b）嘱患者收缩股四头肌，同时保持在髌骨上方的轻柔压力，抵抗髌骨向上方移动

  c）如果产生疼痛，则为阳性

  4. 髌骨倾斜试验

  a）评估外侧软组织结构的紧张度，其可导致 PFPS

  b）伸膝，用拇指和示指夹住髌骨

  c）抬高外侧面的同时，向后挤压髌骨内侧面

  d）如果髌骨外侧不能抬高或不能超过水平位置（0°），则为阳性

影像学检查

- 首次评估时影像学检查并非必须

  若 1～2 个月的保守治疗无效，可行 X 线平片检查治疗。

Rx 治疗

目前缺乏统一治疗标准。治疗的重点为全面康复治疗。

非药物治疗

- **物理治疗**

  1. 股四头肌、跟腱、髂胫束和小腿伸直锻炼

  2. 加强股四头肌和髋关节外展肌群锻炼

  3. 加强核心肌群的锻炼可能会改善疼痛和动态平衡

常规治疗

- 短期（2～3周）应用 NSAID 或对乙酰氨基酚止痛
- 调整运动方式
- 运动后冰敷 10～20 min

长期管理

- 物理治疗：加强肌肉力量和柔韧性锻炼
- 个体化使用髌骨支具
- 部分 PFPS 患者症状可自行缓解，50% 的患者症状持续 5 年以上

处理

门诊就诊。

转诊

如果保守治疗无效，可以考虑转至骨科相关领域专家处进行外科评估。手术治疗方式包括：外侧支持带松解术、关节软骨术、膝关节近端重排术，常联合胫骨结节截骨移位术 。

 重点和注意事项

患者和家庭教育

美国家庭实践学会网站 www.familydoctor.org 包含常见问题、患者信息以及伸展和加强练习的范例。其中的信息有英文和西班牙文两种版本。

推荐阅读

Collins NJ et al: 2018 Consensus statement on exercise therapy and physical interventions (orthoses, taping and manual therapy) to treat patellofemoral pain: recommendations from the 5th International patellofemoral pain research retreat, *Br J Sports Med* 52:1170-1178, 2018.

Earl JE et al: A proximal strengthening program improves pain, function, and biomechanics in women with patellofemoral pain syndrome, *Am J Sports Med* 39:154-163, 2011.

Peterson W et al: Patellofemoral pain syndrome, *Knee Surg Sports Traumatol Arthrosc* 22:2264-2274, 2014.

第13章 踝关节骨折
Ankle Fracture

Andrew P. Thome Jr.

毛敏之 译 王俊杰 审校

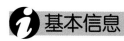 基本信息

定义

踝关节骨折通常累及外踝、内踝和（或）后踝。这些结构可能单独受累，也可能同时受累。骨性结构损伤的同时，常合并韧带以及下胫腓联合损伤。无论是高能量创伤，还是一般的地面摔伤，都可能导致踝关节骨折。

分型

Danis-Weber 分型（图 13-1 至图 13-3）和 Lauge-hansen 分型见表 13-1。

ICD–10CM 编码

S82.63XA　外踝闭合性骨折伴移位，初期治疗，未指明左右侧

S82.53XA　内踝闭合性骨折移位，初期治疗，未指明左右侧

S82.841（A-S）　右侧双踝骨折伴移位

S82.842（A-S）　左侧双踝骨折伴移位

S82.851（A-S）　右侧三踝骨折伴移位

S82.852（A-S）　左侧三踝骨折伴移位

S82.899　其他类型的闭合性骨折，初期治疗，未指明左右侧

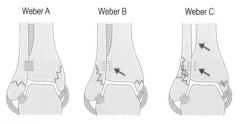

图 13-1　踝关节骨折 Weber 分型图示。（From Grant LA: Grainger & Allison's diagnostic radiology essentials, ed 2, Philadelphia, 2019, Elsevier.）

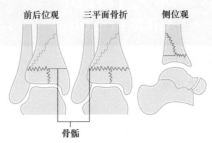

图 13-2　三平面骨折的骨折线分布图示。（From Grant LA：Grainger & Allison's diagnostic radiology essentials，ed 2，Philadelphia，2019，Elsevier.）

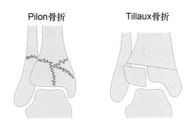

图 13-3　**Pilon** 骨折和 **Tillaux** 骨折的骨折线分布图示。（From Grant LA：Grainger & Allison's diagnostic radiology essentials，ed 2，Philadelphia，2019，Elsevier.）

表 13-1　踝关节骨折的分型与治疗

	正常	异常
内侧关节间隙（内踝外侧缘到距骨内侧缘的距离）	＜ 4 mm	＞ 4 mm ＝距骨外移，怀疑**不稳定**
下胫腓关节间隙（腓骨内侧壁与踝关节线上方 1 cm 胫骨切迹的距离）	在前后位片和 mortise 位片上均＜ 6 mm	＞ 6 mm ＝怀疑下胫腓**联合损伤（不稳定）**
胫腓骨交叠区（腓骨与胫骨交叠的最大宽度）	在前后位片上＞ 6 mm	在前后位片上＜ 6 mm ＝怀疑**不稳定**
	mortise 位片上＞ 1 mm	mortise 位片上＜ 1 mm ＝怀疑**不稳定**

分型：

Danis-Weber 分型（根据腓骨骨折位置）
A. 位于下胫腓联合平面下方
B. 位于下胫腓联合平面
C. 位于下胫腓联合平面上方

Lauge-Hansen 分型（根据足的位置以及变形力量）
A. 旋后外旋型（最常见）
B. 旋后内收型
C. 旋前外旋型
D. 旋前外展型

续表

	正常	异常
治疗： 主要根据骨折稳定性来决定是否采取手术治疗		
稳定型		**不稳定型**
单纯外踝骨折：		**外踝骨折：**
不伴有内侧韧带损伤，应力位检查内侧关节间隙无增宽		在应力位或负重位片上有不稳定征象（内侧关节间隙增宽）
腓骨无短缩		腓骨短缩
		双踝骨折或三踝骨折（若后踝骨折累及 > 20% 关节面，应考虑固定）
		Maisonneuve 骨折（旋转暴力）

From Parvizi J: High-yield orthopedics, Philadelphia, 2010, Saunders.

体格检查和临床表现

- 外观畸形通常取决于移位程度（如脱位）
- 损伤部位有疼痛感、局部压痛以及皮下瘀斑
- 在复位或石膏夹板固定操作前，需评估血管神经情况，操作后需再次评估

病因学

- 踝关节稳定性取决于韧带以及骨性结构的完整性。踝穴由距骨的穹顶与内、外踝相匹配形成，呈倒 U 形。胫骨的后侧缘通常称为后踝
- 最常见的踝关节骨折由外翻或外旋力作用于距骨而造成（与此相反，踝关节扭伤一般由内翻力引发）

(DX) 诊断

通常根据受伤的性质进行诊断，典型的表现为局部肿胀伴压痛，以及影像学检查异常。

鉴别诊断

- 踝关节扭伤
- 后足或跖骨骨折

- 骨软骨病变
- 肌腱撕裂或断裂
- 下胫腓联合损伤

影像学检查

标准的踝关节前后位、侧位（图 13-4）以及踝穴位（摄片时足内旋 10°）X 线。踝穴位可清楚显示踝穴。Ottawa 准则可用于判断踝关节或中足骨折（图 13-5）。

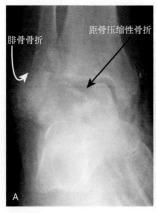
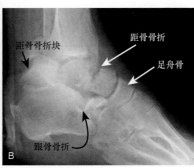

图 13-4 **A**. 前后位片。**B**. 侧位片。可见距骨压缩性骨折。图 B 中见骨折线贯穿距骨体部。图 A 中还可观察到腓骨骨折，图 B 中还可见跟骨骨折。该患者后续行 CT 进一步确认骨折情况。（From Broder JS：Diagnostic imaging for the emergency physician，Philadelphia，2011，Saunders.）

治疗

对所有类型的踝关节骨折，抬高患肢、加压包扎以及冰敷 48 ~ 72 h 可用于减轻肿胀。用石膏夹板或骨折靴固定，必要时可使用助行器。

常规治疗

- 通过临床表现和影像学资料评估踝关节稳定性以及踝穴的情况，从而决定治疗方案
- 如果内、外侧均有显著损伤（如外踝骨折合并内侧三角韧带损伤），则踝关节可能有潜在的不稳定性
- 距骨在踝穴中的偏移可以导致创伤性关节炎

需拍摄踝关节X线的指征，内外踝附近疼痛
合并以下任意1条：

（1）伤后即刻以及到急诊室后，都无法负重（4步试验）

（2）在内外踝尖或后缘存在压痛

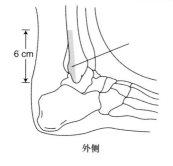
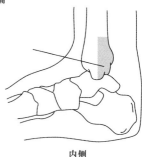

外侧　　　　　　　　　　　　　　内侧

需拍摄足部X线的指征，中足疼痛合并以下
任意1条：

（1）伤后即刻以及到急诊室后，都无法负重（4步试验）

（2）在舟骨或第5跖骨基底部存在压痛

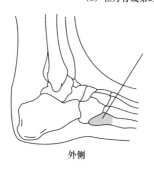
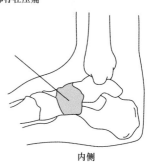

外侧　　　　　　　　　　　　　　内侧

图 13-5　踝关节及中足骨折的 Ottawa 准则。上图为踝关节疼痛准则，下图为中足疼痛准则。符合任意需要拍片的指征时，均称之为阳性。"4 步试验"是指患者无论跛行与否，都不能做到双下肢交替负重 2 次。重要的是，这些准则只适用于踝关节以及中足骨折患者，而跟骨体部及结节部骨折患者不适用。（From Stiell IG et al：A study to develop clinical decision rules for the use of radiography in acute ankle injuries. In McGee S：Evidence-based physical diagnosis，ed 4，Philadelphia，2018，Elsevier.）

- 如果在应力位或负重位影像上踝穴没有出现增宽，则很多单纯外踝损伤无需复位，可仅用石膏夹板或支具固定治疗：
  1. 单纯外踝骨折，应力位或负重位影像上内踝间隙无明显增宽：
  a. 如果没有内侧损伤表现，可使用踝关节制动行走靴
  b. 在可承受范围内进行负重
  c. 通常需固定 4～6 周
  d. 如果初期检查中发现有踝关节不稳定的征象（内侧间隙增宽），则可能需要手术治疗
- 外踝骨折合并内侧间隙增宽、双踝骨折、三踝骨折：
  1. 这些类型的损伤如果有移位或脱位表现，通常需要先复位和石膏夹板固定，后续再到骨科专科就诊，很可能需要手术治疗
  2. 手术治疗通常包括复位后使用钢板加螺钉固定外踝，螺钉固定内踝，有时还需固定下胫腓联合
  3. 这些患者通常在术后 6～8 周内不允许负重

长期管理

- 鼓励患者早期在家进行踝关节活动度训练
- 在去除支具或石膏的前 4～6 周，注意保护，避免再次受伤
- 去除支具后如果频繁出现下肢肿胀，可以使用弹力袜并持续抬高患肢

预后

发生创伤性关节炎的主要影响因素：

- 受伤时关节的创伤程度
- 距骨在踝穴中的最终位置

转诊

骨科相关领域专家会诊：踝关节不稳定或脱位

踝穴增宽

双踝或三踝骨折

后踝骨折且超过 20% 关节面出现移位

骨折块显著移位

开放性骨折

框 13-1 汇总了需要从急诊科转诊至骨科的踝关节骨折。

框 13-1　需要从急诊科转诊至骨科的踝关节骨折

- 单踝骨折
- 内踝骨折移位
- 外踝骨折移位
- 外踝骨折合并三角韧带损伤
- 外踝骨折合并内侧关节间隙增宽或下胫腓联合分离
- 位于踝关节水平线或水平线近端的腓骨骨折
- 后踝骨折移位
- 后踝骨折累及超过 20% 的关节面
- 所有双踝骨折
- 所有三踝骨折
- 所有关节内骨折伴移位
- 所有开放性骨折

From Marx JA et al：Rosen's emergency medicine，ed 8，Philadelphia，2014，Saunders.

相关内容

踝关节扭伤（相关重点专题）

推荐阅读

Julian TH et al: Surgical vs non-surgical management of Weber B fractures: a systematic review, *Foot Ankle Surg*, 2019, https://doi.org/10.1016/j.fas.2019.06.006.

Toth MJ et al: What's New in ankle fractures, *Injury* 48(10):2035-2041, 2017, https://doi.org/10.1016/j.injury.2017.08.016.

Utvåg SE et al: Functional outcome 3-6 years after operative treatment of closed Weber B ankle fractures with or without syndesmotic fixation, *Foot Ankle Surg*, 2019, https://doi.org/10.1016/j.fas.2019.04.013.

van Zuuren WJ et al: Acute syndesmotic instability in ankle fractures: a review, *Foot Ankle Surg* 23(3):135-141, 2017, https://doi.org/10.1016/j.fas.2016.04.001.

第 14 章 踝关节扭伤
Ankle Sprain

Michael Bergen

毛敏之　译　王俊杰　审校

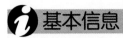基本信息

定义

　　踝关节扭伤主要累及支持踝关节稳定的韧带结构，其中外侧韧带复合体损伤最常见（85%）（图 14-1）。下胫腓前韧带（anterior inferior tibiofibular ligament，AITFL）、三角韧带、骨间膜也可能发生损伤。严重的踝关节扭伤常导致下胫腓联合损伤，又称踝关节高位扭伤。踝关节外侧扭伤根据韧带的损伤程度可分为Ⅰ度、Ⅱ度和Ⅲ度（表 14-1）。距腓前韧带（anterior talofibular ligament，ATFL）是最常受伤的外侧韧带。

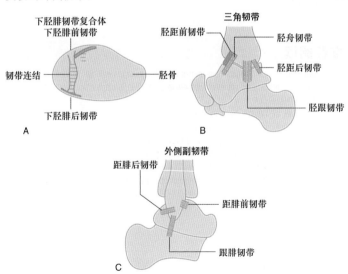

图 14-1 **A**. 踝关节周围韧带的解剖上面观。**B-C**. 三角韧带和外侧副韧带的组成。下胫腓韧带复合体（包括下胫腓前韧带、下胫腓后韧带以及韧带连结）是踝关节重要的稳定结构。（From Grant LA：Grainger & Allison's diagnostic radiology essentials，ed 2，Philadelphia，2019，Elsevier. ）

表 14-1 踝关节扭伤的分型

分度	损伤范围	体格检查	治疗
I	ATFL 扭伤（外侧副韧带轻度拉伤）	轻度肿胀和压痛；无关节不稳定	在可承受范围内负重；踝关节全 ROM 练习
II	ATFL 撕裂 CFL 扭伤	中度肿胀和压痛；关节松弛、前抽屉试验阳性	制动（充气支具、CAM 靴）、物理治疗
III	ATFL 撕裂 CFL 撕裂	重度肿胀和压痛；关节不稳、前抽屉试验阳性、距骨倾斜试验阳性；无法负重	制动、物理治疗（治疗期比 II 度损伤更长）；症状无缓解则考虑手术

ATFL，距腓前韧带；CAM，踝关节制动；CFL，跟腓韧带；ROM，关节活动度

ICD–10CM 编码

S93.409A 未指明具体部位及韧带的踝关节扭伤，初期治疗

S93.411A 右侧跟腓韧带损伤，初期治疗

S93.411D 右侧跟腓韧带损伤，后续治疗

S93.411S 右侧跟腓韧带损伤，后遗症治疗

S93.412A 左侧跟腓韧带损伤，初期治疗

S93.412D 左侧跟腓韧带损伤，后续治疗

S93.412S 左侧跟腓韧带损伤，后遗症治疗

S93.419A 未指明左右侧的跟腓韧带损伤，初期治疗

S93.419D 未指明左右侧的跟腓韧带损伤，后续治疗

S93.419S 未指明左右侧的跟腓韧带损伤，后遗症治疗

S93.421A 右侧三角韧带损伤，初期治疗

S93.421D 右侧三角韧带损伤，后续治疗

S93.421S 右侧三角韧带损伤，后遗症治疗

S93.422A 左侧三角韧带损伤，初期治疗

S93.422D 左侧三角韧带损伤，后续治疗

S93.422S 左侧三角韧带损伤，后遗症治疗

S93.429A 未指明左右侧的三角韧带损伤，初期治疗

S93.429D 未指明左右侧的三角韧带损伤，后续治疗

S93.429S 未指明左右侧的三角韧带损伤，后遗症治疗

S93.431A 右侧胫腓韧带损伤，初期治疗

S93.431D 右侧胫腓韧带损伤，后续治疗

S93.431S	右侧胫腓韧带损伤，后遗症治疗
S93.432A	左侧胫腓韧带损伤，初期治疗
S93.432D	左侧胫腓韧带损伤，后续治疗
S93.432S	左侧胫腓韧带损伤，后遗症治疗
S93.439A	未指明左右侧的胫腓韧带损伤，初期治疗
S93.439D	未指明左右侧的胫腓韧带损伤，后续治疗
S93.439S	未指明左右侧的胫腓韧带损伤，后遗症治疗

流行病学和人口统计学

患病率：人群中发病率高达每日 1/10 000，特别好发于激烈的运动和训练中，如篮球、橄榄球和足球。

性别差异：因年龄和运动水平而异。

体格检查和临床表现

- 通常有跌倒病史
- 不同程度的压痛及瘀斑（内翻性扭伤：压痛位于外侧。下胫腓联合损伤：压痛位于小腿中 1/3 的前方）
- ATFL 的评估：前抽屉试验。患者取坐位，保持膝关节屈曲，踝关节轻微跖屈，向前并稍向外侧旋转推移足跟。如果距骨相对胫骨向前位移异常增大，则认为前抽屉试验阳性（图 14-2）
- 下胫腓联合的评估：下胫腓联合挤压试验。用手握住小腿的

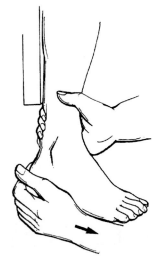

图 14-2 踝关节前抽屉试验（检验距腓前韧带的完整性）。（From Brinker MR, Miller MD: Fundamentals of orthopaedics, Philadelphia, 1999, WB Saunders.）

中 1/3 段，用力将胫腓骨相向挤压，如出现下胫腓联合部的分离和疼痛，应考虑下胫腓联合损伤
- 距骨倾斜试验或内翻应力试验（图 14-3）
- 韧带走行区有明显压痛

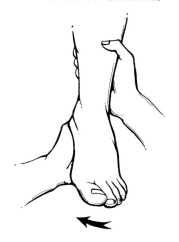

图 14-3 距骨倾斜试验（踝关节内翻应力试验）检验距腓前韧带和跟腓韧带的完整性。（From Brinker MR，Miller MD: Fundamentals of orthopaedics，Philadelphia，1999，WB Saunders.）

病因学

- 内翻和跖屈型损伤通常累及外侧结构
- 外翻和旋转型损伤通常累及三角韧带、AITFL 或骨间膜
- 平衡感缺失或本体感觉减退
- 外翻肌力减弱

Dx 诊断

鉴别诊断

- 踝部或足部骨折，特别是儿童腓骨远端骨骺骨折［如跟骨骨折、内踝和（或）外踝骨折、距骨穹窿骨折、Lisfranc 损伤］
- 第 5 跖骨基底部撕脱骨折
- 跟腱断裂
- 腓骨肌腱断裂

评估

- 根据病史和体格检查，通常已足够确立诊断
- 不是所有患者都需要拍摄 X 线平片

影像学检查

影像学评估（图 14-4 和图 14-5）：根据 Ottawa 准则（表 14-2），

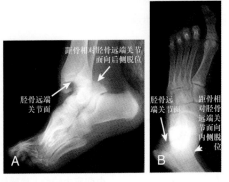

图 14-4　胫距关节脱位。17 岁男性患者，扣篮后左踝关节着地导致畸形。胫距关节呈脱位状态，距骨向后侧（侧位片可见，图 A）、内侧脱位（前后位片可见，图 B）。踝关节脱位需要较大的暴力，这种情况下通常伴有骨折，但是该患者并未发现有骨折迹象。本例患者为开放性损伤，接受了探查、冲洗及一期清创缝合术。（From Broder JS：Diagnostic imaging for the emergency physician，Philadelphia，2011，WB Saunders.）

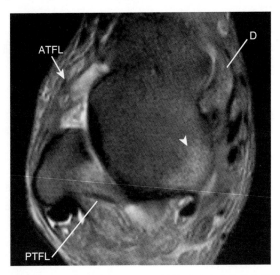

图 14-5　急性外踝扭伤伴多韧带损伤。MRI 轴位 T2 加权抑脂像上显示距腓前韧带（ATFL）撕裂（箭头）。其他韧带损伤包括距腓后韧带（PTFL）和三角韧带（D）扭伤，表现为正常条带消失，且 T2 加权像中这些韧带内有高信号影。距骨内侧穹顶可见骨挫伤（箭头）。（From Pope TL et al：Musculoskeletal imaging，ed 2，Philadelphia，2014，WB Saunders.）

如果存在踝部或中足疼痛,并且伴有局部压痛或伤后以及就诊时无法负重,需要拍片检查,否则无需拍片,该准则可减少 30% ~ 40%的拍片率。注意查体时胫腓骨远端 6 cm 的区域均需进行触诊,18 岁以下的患者不适用该准则。

表 14-2 Ottawa 准则

踝关节 X 线检查指征	中足 X 线检查指征
内 / 外踝前方或后方有压痛点(包括外踝远端 6 cm 范围内)	舟骨或第 5 跖骨基底部压痛
受伤时或就诊时无法负重(4 步试验)	受伤时或就诊时无法负重(4 步试验)

基本的影像学检查应包括负重位踝关节 X 线检查(前后位、侧位以及 Mortise 位)。可加照外旋应力位或内翻应力位片,以判断踝关节稳定性。

Rx 治疗

常规治疗

- 一线治疗的 PRICE 原则:
  1. 保护(**Protection**)
  2. 休息(**Rest**)
  3. 冰敷(**Ice**)3 ~ 7 天
  4. 加压包扎(**Compression**)
  5. 抬高患肢(**Elevation**)
- 减轻疼痛:NSAID、对乙酰氨基酚、弱阿片类药物
- 伤后 48 h 内使用踝关节功能性支具进行早期制动
- 使用马镫型充气支具加弹力带加压包扎或单独使用束带型支具均能起到加压、支撑和保护的作用
- 伤后 4 ~ 5 天开始抗阻练习
- 伤后短期使用短腿石膏或充气靴固定(不超过 10 天)可加速康复
- 物理治疗可以改善本体感觉,加强踝周软组织力量(韧带、腓骨肌腱),促进踝关节活动度的恢复
- 肌内效贴布
- 手术治疗主要针对于年轻、健康、爱好运动的Ⅲ度损伤患者,

即韧带完全撕裂且有明显的关节松弛或不稳定
- 对于运动员患者，当合并下胫腓联合或三角韧带损伤时，首选一期手术治疗

长期管理

- 外侧足跟及足底楔形垫，以防形成内翻畸形
- 在剧烈运动时，应使用贴布或护踝（图14-6）
- 加强力量训练
- 对于Ⅲ度和有症状的Ⅱ度损伤患者，伤后6个月应使用贴布或护踝

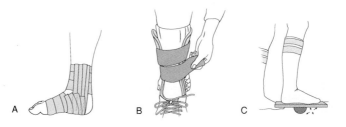

图14-6 **A.**急性踝关节扭伤最有效的支撑方法是使用ACE绷带（BD，Franklin Lakes，NJ）缠绕后再用2.54 cm宽的贴条在内外侧加强固定。注意空出踝关节前后侧，以利于关节屈伸活动。鼓励患者扶拐负重。**B.**充气支具图示。绑带可根据足跟大小来调节，下方绑带缠绕踝关节，两侧向中间延伸。充气加压后，调节绑带至舒适支撑并加压状态。C.伤后3～5天，踝关节疼痛减轻，可开始平衡练习以促进患者恢复本体感觉，也有助于避免再发关节不稳定。[From Jardon OM，Mathews MS：Orthopedics. In Rakel RE（ed）：Textbook of family practice，ed 5，Philadelphia，1995，WB Saunders.]

预后

- 不论何种程度的踝关节外侧扭伤，症状都可能持续数周或数月
  1. 部分累及下胫腓联合的扭伤，恢复时间可能更长
  2. 骨间膜可能出现异位骨化，但对于远期预后没有影响
- 对于外侧有持续性症状的患者，可能需要手术重建，虽然因不采取手术重建而导致的晚期创伤性踝关节炎和长期不稳定较为罕见
- 15%～20%的患者经过6～8个月严格的物理康复治疗后仍有踝关节外侧不稳定，此时需要手术干预

转诊

保守治疗无效的患者需转诊至骨科相关领域专家处就诊。大多数踝关节扭伤可在 2 ～ 6 周内恢复。

 # 重点和注意事项

专家点评

如果延迟愈合（超过 6 周），应考虑以下原因：

- 距骨顶部骨折
- 反射性交感神经营养不良
- 慢性肌腱炎
- 腓骨肌腱半脱位
- 其他隐匿性骨折
- 腓骨肌无力（康复训练不到位）
- 踝关节高位（下胫腓联合）扭伤

此时，可能需要复查 X 线平片、骨扫描或 MRI。

相关内容

踝关节骨折（相关重点专题）

推荐阅读

Corey SV: Surgical versus conservative treatment of acute lateral ankle sprains in athletes, *Podiatry Institute* 14:67-70, 2011.

Tiemstra JD: Update on acute ankle sprains, *Am Fam Physician* 85:1170-1176, 2012.

第15章 跗管综合征
Tarsal Tunnel Syndrome

Christopher McDonald，Brad Blankenhorn

毛敏之 译 王俊杰 审校

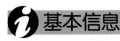 基本信息

定义

跗管综合征（tarsal tunnel syndrome，TTS）是足踝部最常见的压迫性神经病。TTS可由结构性、病理性或生物力学因素引起，导致跗管内或其远端胫神经和（或）其终末分支（跟骨内侧支、足底内侧支、足底外侧支）受压（图15-1和图15-2）。

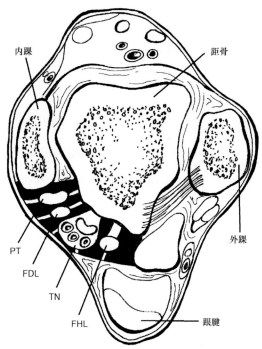

内踝

距骨

外踝

PT

FDL

TN

FHL

跟腱

图15-1 跗管综合征的解剖。踝关节横断面显示肌腱和神经血管分别在不同的纤维鞘内，这些纤维鞘经深筋膜与骨膜相连。FDL，趾长屈肌；FHL，拇长屈肌；TN，胫神经（单轮廓）、胫后动脉和静脉；PT，胫后肌腱。（From Canoso J：Rheumatology in primary care，Philadelphia，1997，WB Saunders.）

80

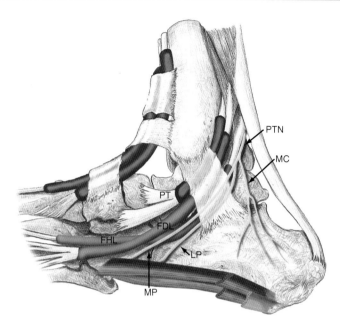

图 15-2 跗管的正常解剖结构。图中显示屈肌支持带构成跗管的顶部。跗管内结构包括胫后肌腱（PT）、趾长屈肌腱（FDL）、胫后神经（PTN）及其分支和拇长屈肌（FHL）。PTN 的分支为跟骨内侧神经（MC）、足底内侧神经（MP）和足底外侧神经（LP）。（From Pope TL et al：Musculoskeletal imaging，ed 2，Philadelphia，2014，WB Saunders.）

同义词

胫后神经痛

胫神经卡压性神经病变

ICD-10CM 编码

G57.50 跗管综合征，未指明左右侧

G57.51 跗管综合征，右下肢

G57.52 跗管综合征，左下肢

流行病学和人口统计学

患病率：卡压性神经病变少见，但在足踝部最常见。

好发性别：女性多见。

体格检查和临床表现

- 足跟内侧或踝关节疼痛、远端刺痛 / 灼痛以及广泛的足踝部疼痛，长时间站立或行走后疼痛加重。休息后疼痛缓解。足底可能出现麻木
- 局部水肿、静脉曲张，可扪及软组织肿块，可出现生物力学异常或创伤体征
- Tinel 征阳性：在胫神经走行区进行叩诊，出现远端或近端放射性感觉异常（敏感性 25% ～ 75%，特异性 70% ～ 90%）
- 压迫试验：将踝关节维持跖屈外翻位并持续用手指压迫跗管，导致症状再现为阳性，此试验有较高的敏感性及特异性
- 肌力减退或足底肌肉运动功能完全丧失（见于病变晚期，较罕见）。如果神经损伤严重，足内在肌可出现萎缩
- 足跟痛三联征：成人获得性平足（胫后肌腱功能不全）、跖筋膜炎、跗管综合征

病因学

- 最常见的原因：累及距骨、跟骨或内踝的骨折 / 脱位 / 创伤（瘢痕组织、骨、软骨碎片或骨刺可能压迫神经）
- 内在因素：
  1. 肌腱病
  2. 骨赘
  3. 占位性病变 / 静脉曲张（最常见的占位性病变）、肿瘤、腱鞘囊肿、脂肪瘤、神经瘤、周围神经纤维化
  4. 肌肉组织肥大，如拇展肌
- 外在因素：
  1. 创伤：踝关节扭伤、骨折
  2. 胫距关节反复应力刺激（跳跃、跑步等）
  3. 过紧的鞋或支具 / 绷带
  4. 生物力学：跗骨间联合、后足外翻或其他后足异常
  5. 全身性疾病：糖尿病、甲状腺功能减退、痛风、高脂血症
  6. 炎症因素 / 水肿：静脉充血、妊娠、创伤后 / 手术后、类风湿关节炎、强直性脊柱炎

Dx 诊断

鉴别诊断

- 跖筋膜炎
- 跟骨骨折或其他骨创伤
- 踝关节扭伤 / 拉伤或慢性软组织损伤
- 跟骨骨刺
- 肿瘤
- 胫后肌腱炎
- 胫后肌腱功能障碍
- 周围神经病变
- 神经根病
- 跟腱炎或跟后滑囊炎
- 深屈肌间室筋膜室综合征
- 腰椎管狭窄（通常为双侧，与 TTS 疼痛不同）

评估

- 详细询问病史和体格检查
- 生物力学评价和检查

诊断性检查

- X 线：有助于排除创伤、骨肿瘤、结构畸形
- MRI（图 15-3）：可以识别水肿、纤维化、肿瘤、静脉曲张、神经节囊肿、腱鞘炎、肌肉肥大和创伤。通过 MRI 可判断术中需减压的范围，使手术计划更加完备
- 肌电图 / 神经传导分析：分析足底内侧和外侧神经时可观察到胫骨远端运动潜伏期延长、跨屈肌支持带的传导速度减慢。建议与健侧肢体进行对比。感觉神经传导速度分析理论上是最准确的检查，敏感性约为 90%
- 超声：有助于识别病因，协助穿刺抽液或在其引导下对占位性病变进行活检
- 诊断性局部注射：在受累神经周围注射麻醉剂能缓解患者症状可有助于确诊

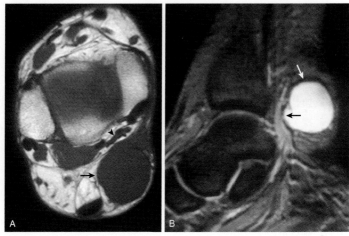

图 15-3 跗管综合征。轴向 T1 加权（**A**）和矢状位梯度回波（**B**）图像显示，一个较大的腱鞘囊肿（箭头）在跗管水平压迫胫后神经（B 图中的黑色箭头）。（From Pope TL et al：Musculoskeletal imaging，ed 2，Philadelphia，2014，WB Saunders.）

Rx 治疗

保守治疗

- 休息、冰敷、抬高患肢、夜间使用支具或可拆卸行走靴进行固定
- 注意鞋具的选择
- NSAID、抗抑郁药、抗癫痫药、维生素 B_6
- 局部使用利多卡因或芬太尼贴剂、辣椒素、可乐定擦剂、复方混合制剂
- 定制鞋垫：足跟抬高垫、内侧足弓支撑垫、内侧足跟楔形垫、足跟坐垫
- 支具/胶带：踝关节支具/马镫形支具（用于踝关节不稳患者）、足弓胶带
- 物理治疗：离子电渗疗法、干扰电波疗法、拉伸、力量训练
- 局部类固醇注射：使用麻醉剂减轻疼痛和（或）皮质类固醇减轻炎症
- 弹力袜减轻水肿
- 若上述保守治疗均无效，则常由于存在结构性问题

手术治疗

- 适用于保守治疗 3 ~ 6 个月后无效的患者，以及查体和肌电图检查反复提示阳性，可通过手术纠正其畸形的患者
- 神经减压术：开放或内镜下松解支持带、切除肿块等（据报道成功率为 75% ~ 91%，复发率为 17%）
- 矫正相关畸形 / 相邻病变结构
- 症状持续＜ 1 年的患者通常手术效果显著优于症状持续 1 年以上的患者
- 术后指导：抬高患肢、使用拐杖部分负重、术后 10 ~ 12 天拆线
- 并发症：新发神经功能障碍、复杂性区域疼痛综合征、伤口愈合不良、感染、瘢痕形成、肿胀、症状加重

预后

　　TTS 可导致小腿和足底出现疼痛、感觉减退以及足部屈肌和内在肌的功能障碍。一旦致病因素解除（力线纠正、踝关节扭伤愈合、软组织肿块切除等），病情很快可得到改善。对无法找到病因的患者，可能存在终身慢性疼痛。

转诊

- 应尽早转诊至足踝外科
- 可至理疗科或运动医学科治疗
- 疼痛管理

 重点和注意事项

　　TTS 可能被误诊为跖筋膜炎或跟腱炎。明确鉴别诊断对于获得恰当的治疗非常重要。

推荐阅读

Ahmad M et al: Tarsal tunnel syndrome: a literature review, *Foot Ankle Surg* 18(3):149-152, 2012.

Coughlin MJ et al: *Mann's surgery of the foot and ankle e-book: expert consult-online*, Elsevier Health Sciences, 2013.

De Prado M et al: The tarsal tunnel syndrome, *Fuß & Sprunggelenk* 13(4):227-236, 2015, https://doi.org/10.1016/j.fuspru.2015.09.001.

McSweeney SC, Cichero M: Tarsal tunnel syndrome: a narrative literature review, *Foot* 25(4):244-250, 2015.

第 16 章　跖痛症
Metatarsalgia

Michael Bergen

毛敏之　译　王俊杰　审校

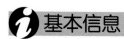 基本信息

定义

跖痛症是一种由多种病理改变引起的前足局部疼痛，常见于第 2、3、4 跖骨头下方。

> ### ICD-10CM 编码
> M77.40　跖痛症，未指明左右足
> M77.41　右足跖痛症
> M77.42　左足跖痛症

体格检查和临床表现

- 第 2、3 和（或）4 跖骨下方疼痛
- 跖骨头下方胼胝形成（图 16-1）
- 踇僵症 / 踇囊炎
- 疼痛发生在行走时的足跟着地期或站立中期
- 脂肪垫萎缩
- 肥胖、近期体重增加、活动种类改变或增加

病因学

原发性跖痛症：解剖异常或变异导致负重时跖骨头呈抛物线改变。

- 跖骨较长或跖骨异常跖屈，最常见于第 2 跖骨
- 高弓足
- 马蹄足、假性马蹄足
- 骨折、手术史

继发性跖痛症：由第 2～5 跖骨和（或）相邻第 1、5 跖列病变导致的足部解剖与功能改变。

- 踇外翻 / 踇僵症，导致第 2～5 跖骨头应力增加

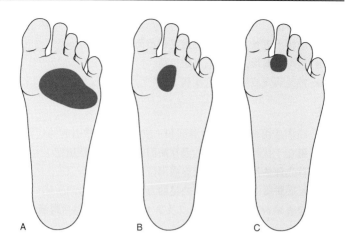

图 16-1　跖痛症可能伴有的胼胝形态。**A**. 胼胝位于第 2 ~ 5 跖骨头下方，表明第 1 跖列病变导致前足负重面转移至第 2 ~ 5 跖骨头处。**B**. 胼胝位于某跖骨正下方，表明在步态站立中期，跖骨头过度跖屈或凸出。**C**. 胼胝位于某跖骨头稍远端，表明病理改变发生于步态的动态期（如足尖离地期），检查可发现此跖骨过长。（Courtesy Brian Hochman，DPM.）

- 锤状趾畸形，导致足底脂肪垫向远端移位
- 炎性关节病
- 第 2 ~ 5 跖趾关节不稳定
- 第 2 ~ 5 跖趾关节滑膜炎
- 脂肪垫萎缩
- 马蹄足和神经病变导致前足应力增加
- 跖间神经瘤、跗管综合征、脊柱病变可引起相关疼痛

Dx 诊断

鉴别诊断

- Morton 神经瘤，最常见于第 3 跖骨间隙
- 异物
- 应力性或创伤性跖骨骨折
- Freiberg 病，最常见于第 2 跖骨
- 跖板断裂
- 跖趾关节炎

- 关节炎
- 肢体不等长，导致单侧前足超负荷
- 马蹄足畸形，导致前足超负荷
- 神经病变或周围血管疾病

评估

- 跖痛症由一种或多种解剖和（或）功能异常引起的症状，关键在于找到导致疼痛的潜在病因并给予针对性治疗
- 首先评估足的类型以及疼痛部位
- 足底胼胝的形态可以反映足的力学特征（图 16-1）
- 检查是否有马蹄足畸形以及第 1 跖列病变，包括跗囊炎和跗僵症

实验室检查

需完善风湿性疾病相关实验室检查。

影像学检查

- X 线（站立位足正侧位）：评估跖骨的位置和长度，排除骨折、肿瘤、缺血性坏死、关节炎
- MRI：评估有无跖板损伤、关节囊损伤、肌腱断裂或神经瘤
- 骨扫描：怀疑应力性骨折时进行（一般需要 2 周才有 X 线表现）

Rx 治疗

合适的支撑性鞋具对于足底健康必不可少。原发病的治疗对于跖痛症的长期缓解至关重要。切勿忽视对第 1 跖列病变的评估和治疗。此外，还需适当休息，减少负重。

由一层聚乙烯鞋垫和一层不易压缩的加固性泡沫组成的跖骨动力减震材料可用于支撑整个足弓和中足。研究显示，这种减震材料可以显著降低前足应力，对于需要久坐的成年患者而言，是一个很好的选择。功能性矫形器旨在重建正常的生物力学，从而减少压力点并改善步态。个性化定制的矫形器对于需要负重行走的患者是更加理想的选择。

其他治疗包括：

- 硅胶垫可以缓解症状，对脂肪垫萎缩的患者效果良好

- 水泡贴或衬垫可减少摩擦力，且体积小，可长期使用
- 定制的矫形鞋垫有助于区分病因是功能性或者结构性
- 对于马蹄足患者，鞋跟垫或短跟鞋均有帮助
- 弧形鞋可减少跖骨头应力，主要适用于糖尿病患者和踝关节活动受限的患者
- 非甾体抗炎药
- 原发性关节炎患者可进行关节腔内药物注射，但该操作可增加跖板断裂的风险，应减少使用

处理

根据不同病因，选择相应的治疗方案。

转诊

由于跖痛症鉴别诊断的复杂性和早期诊断的必要性，建议将此类患者转诊至足踝外科。多数患者需要定制支具、穿戴矫形鞋垫或手术治疗。

推荐阅读

Cortina RE et al: Gastrocnemius recession for metatarsalgia, *Foot Ankle Clin* 23:1, 2017.

DiPreta JA: Metatarsalgia, lesser toe deformities, and associated disorders of the forefoot, *Med Clin North Am* 98:233-251, 2014.

Elatter O et al: Uses of braces and orthotics for conservative management of foot and ankle disorders, *AOFAS* 3(3), 2018.

Geng X et al: Loading pattern of postoperative hallux valgus feet with and without transfer metatarsalgia: a case control study, *J Orthop Surg Res* 12:1-7, 2017.

Hahni M et al: The effect of foot orthoses with forefoot cushioning or metatarsal pad on forefoot peak plantar pressure in running, *J Foot Ankle Res* 9:44, 2016.

Lorenzon P et al: Mechanical metatarsalgia as a risk factor for relapse of Morton's neuroma after ultrasound-guided alcohol injection, *JFAS* 57(5), 2018.

Morales-Munoz P et al: Proximal gastrocnemius release in the treatment of mechanical metatarsalgia, *FAI* 37(7), 2016.

第17章 滑囊炎
Bursitis

Shashank Dwivedi，Manuel F. DaSilva

黎建文 译 兰霞 张骅 审校

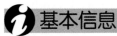 基本信息

定义

　　滑囊炎是指滑囊的炎症，滑囊是滑膜内衬的薄壁囊。滑囊不仅可以作为一个气垫起缓冲作用和减少摩擦力，同时能促进腱和肌肉在骨突出处的运动。鹰嘴滑囊炎和髌前滑囊炎最常见，通常由反复的压力或运动引起的慢性微损伤所致。

同义词

　　学生肘、矿工肘、绘图员肘（鹰嘴滑囊炎）

　　女佣膝盖、地毯层膝盖（髌前滑囊炎）

　　纺织工臀部（坐骨臀滑囊炎）

　　腘窝囊肿（腓肠肌-半膜肌囊肿）

　　Pump bump（皮下跟骨滑囊炎）

　　鹅足滑囊炎（鹅足、附着于膝内侧的联合腱）

ICD-10CM 编码

M70.20　其他肩部病变，未指明左右侧

M70.40　鹰嘴滑囊炎，未指明左右侧

M70.60　转子滑囊炎，未指明左右侧

M70.70　其他髋关节滑囊炎，未指明左右侧

M71.20　未指明左右侧的其他特定附着点病变，除了足部

M75.80　髌前滑囊炎，未指明左右侧

M76.899　腘窝滑膜囊肿，未指明左右侧

M77.50　未指明足部的其他附着点病变

体格检查和临床表现

- 滑囊局部肿胀、压痛、发红、温度升高，常见于髌前和鹰嘴

滑囊炎

- 肩峰下滑囊炎可能表现为慢性肩部疼痛，在肩关节上举过头部或反复活动时加重，但不会合并肌力下降和关节僵硬
- 在脓毒性关节炎中，运动范围可能受到明显的限制，而在非脓毒性滑囊炎中关节活动范围相对正常
- 肩峰下 / 三角肌下滑囊炎和转子滑囊炎也可见于风湿性多肌痛（polymyalgia rheumatica，PMR），因此可作为 PMR 的症状之一

病因学

- 急性创伤
- 反复运动或压力引起的慢性微损伤
- 感染（脓毒性滑囊炎）——由邻近的皮肤或软组织感染扩散所致（金黄色葡萄球菌占 > 80%）
- 结晶性疾病（如痛风、假性痛风）
- 全身性炎症性关节炎，特别是类风湿关节炎
- 出血（由于本身体质、抗凝或创伤）

Dx 诊断

鉴别诊断

- 脓毒性关节炎或结晶性关节炎（痛风、假性痛风）引起的急性单关节炎
- 肌腱炎、腱鞘炎
- 蜂窝织炎

实验室检查

囊液抽吸：行革兰氏染色、细菌培养和药物敏感试验、细胞计数和晶体分析。

影像学检查

- X 线平片可以排除异物穿透和其他骨或关节问题，如骨折（图 17-1）
- MRI 可以确定软组织受累情况
- 肌肉骨骼超声可以显示浅表和深部滑囊；可利用多普勒评估炎症活动性，并直接指导抽吸 / 注射

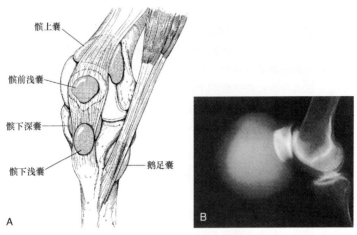

图 17-1　**A**. 膝关节周围的滑囊。**B**. 明显肿胀的髌前囊肿。［From Scudieri G（ed）：Sports medicine principles of primary care，St Louis，1997，Mosby.］

℞ 治疗

非药物治疗

- 避免直接压迫或反复刺激
- 关节保护（如跪垫、压缩包）
- 急性期休息、冰敷、抬高患肢
- 物理治疗
- 制动

急性期治疗

- 脓毒性：
  1. 适当应用抗生素和引流。如果是甲氧西林敏感的金黄色葡萄球菌（methicillin-sensitive Staphylococcus aureus，MSSA），使用萘唑西林或苯唑西林 2 g 静脉注射，每 4 h 1 次，或双氯西林 500 mg 口服，每日 4 次。如果是耐甲氧西林金黄色葡萄球菌（methicillin-resistant Staphylococcus aureus，MRSA），使用万古霉素 15 ～ 20 mg/kg 静脉注射，每 8 ～ 12 h 1 次，或利奈唑胺 600 mg 口服，每日 2 次
  2. 必要时行多次抽吸或外科手术引流脓液

- 非脓毒性：
  1. 急性创伤者可抽出囊液或积血
  2. 非药物治疗
  3. 抽液和皮质类固醇注射可能对创伤性滑囊炎有很好的效果
  4. 炎症性关节炎（如痛风或类风湿关节炎）：根据目前病情应用特定的治疗方法，疾病活动期使用全身性抗炎药物治疗；也可考虑滑囊内注射类固醇药物

慢性期治疗

- 当有大量囊液积聚时，抽取和引流可以改善症状，之后局部加压包扎可避免积液重新形成
- 如果非脓毒性滑囊存在炎症、复发或持续有症状时可以囊内注射类固醇（曲安奈德 40 mg 混合利多卡因 1 ～ 3 ml，视滑囊的大小而定）
- 口服 NSAID、非处方镇痛药
- 保守治疗不能缓解症状的慢性炎症患者可考虑手术切除滑囊

预后

- 保守治疗在大多数情况下是有效的，对于局灶性或脓毒性滑囊炎可行外科引流术，反复滑囊炎影响关节功能者则需要手术治疗

转诊

　　脓毒性滑囊炎、持续性或复发性滑囊炎影响日常关节功能时，应请骨科相关领域专家会诊。

 重点和注意事项

　　类风湿关节炎患者的滑囊炎往往不会在单个部位活动性发作，因此，在这些患者中，除非有其他证据，否则应将急性滑囊炎视为脓毒性滑囊炎。

专家点评

- 目前对肩胸滑囊炎往往认识不足且治疗不足，其由肩胛骨内上角和邻近第 2、3 肋骨摩擦引起。瘙痒、撕裂感和压痛均为提示性发现；也会引起胸壁疼痛

- 不要切开和引流无菌性囊肿，因为可能会形成慢性引流窦道并发生医源性脓毒性滑囊炎
- 由感染或全身性炎症性疾病引起的滑囊炎，囊液内白细胞增多的程度可能比关节液内低得多
- 结晶诱导的滑囊炎潜在的代谢或血液系统疾病［血色素沉着病、甲状旁腺功能亢进（焦磷酸钙沉积症）］和高尿酸血症（痛风）正在研究中

推荐阅读

Baumbach SF et al: Prepatellar and olecranon bursitis: literature review and development of a treatment algorithm, *Arch Orthop Trauma Surg* 134(3):359-370, 2014.

Boneti C et al: Scapulothoracic bursitis as a significant cause of breast and chest wall pain: underrecognized and undertreated, *Ann Surg Oncol* 217(Suppl 3):321-324, 2010. Epub Sep 19, 2010.

Consigliere P, Haddo O, Levy O, Sforza G: Subacromial impingement syndrome: management challenges, *Orthop Res Rev* 10:83-91, 2018.

Khodaee M: Common superficial bursitis, *Am Fam Physician* 95(4):224-231, 2017.

Meric G et al: Endoscopic versus open bursectomy for prepatellar and olecranon bursitis, *Cureus* 10(3), 2018.

Silvan M et al: A one-stop approach to the management of soft tissue and degenerative musculoskeletal conditions using clinic-based ultrasonography, *Musculoskeletal Care* 9(2):63-68, 2011.

第18章　腱鞘囊肿
Ganglia

Fred F. Ferri

欧英炜　译　南勇　审校

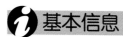 基本信息

定义

覆盖在腱鞘或关节上的充满液体的囊（囊肿）。

ICD-10CM 编码
M67.4　腱鞘囊肿

流行病学和人口统计学

- 腱鞘囊肿在女性中更常见（女性与男性的比例为 3 : 1）
- 可以发生于任何年龄，但通常发生于 20 ～ 40 岁
- 最常见手和腕软组织肿瘤

体格检查和临床表现

- 大多数腱鞘囊肿发生在腕背侧（50% ～ 70%）（图 18-1）
- 腕掌部（18% ～ 20%）是第二常见的部位
- 还可累及近端指屈肌腱和远端指间关节
- 左右手受累的概率相同

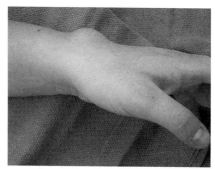

图 18-1　腕背侧腱鞘囊肿。（From Hochberg MC et al：Rheumatology，ed 5，St Louis，2011，Mosby.）

- 腱鞘囊肿通常是孤立的、坚硬的、光滑的、圆形和波动的
- 可能会因肿块效应或附近结构受压而产生疼痛（如正中神经和桡神经）
- 可能会出现手部麻木
- 患者可能有手部肌无力
- 腱鞘囊肿通常在几个月内发展，但也可能突然出现

病因学

目前认为腱鞘囊肿起源于关节囊或腱鞘的滑膜突出或扩张。尽管重复运动可能导致病变扩大或症状加重，但尚不确定其是病因。

Dx 诊断

直接观察和定位囊肿通常足以做出腱鞘囊肿的诊断。透照法是区分腱鞘囊肿和实体瘤的简便方法，腱鞘囊肿能够透光，但实体瘤不能。

鉴别诊断

- 脂肪瘤
- 纤维瘤
- 表皮样囊肿
- 骨软骨瘤
- 血管瘤
- 感染（结核、真菌和继发性梅毒）
- 痛风
- 类风湿结节
- 桡动脉瘤

评估

腱鞘囊肿的检查通常包括病史采集、体格检查和 X 线检查。

实验室检查

血液检查对腱鞘囊肿的诊断没有特异性。

影像学检查

- 手和腕部 X 线检查可以排除其他骨骼或关节异常
- 超声可显示分隔的光滑囊性壁，有助于腱鞘囊肿的诊断

- 如果超声显示不清楚，可以行 CT 扫描
- MRI 有助于鉴别恶性骨病变与囊性结构
- 关节造影可显示关节和腱鞘囊肿之间的连接（不常用）

℞ 治疗

如果肿块无疼痛或不影响运动功能，则应进行期待治疗。

非药物治疗

- 不建议尝试用书或手指挤压使囊肿破裂
- 抽吸、热疗和硬化疗法的复发率很高（60%）

急性期治疗

- 可以尝试使用大口径针头（18 号针头）从底部抽吸，然后注射曲安奈德 20 ～ 40 mg
- 如果腱鞘囊肿复发（35% ～ 40%），则可以重复此步骤

慢性期治疗

进行腱鞘囊肿全切除术并修复与其相连接的腱鞘是有效的，这是首选的手术方法。

预后

- 在 40% ～ 50% 的病例中，腱鞘囊肿会自发消退
- 约 65% 的病例通过抽吸后注射类固醇可康复
- 手术可治愈 85% ～ 95% 的病例
- 腱鞘囊肿的并发症包括：
  1. 腕管综合征伴疼痛和肌肉萎缩
  2. 桡神经撞击
  3. 桡动脉压迫
- 腱鞘囊肿手术的并发症包括：
  1. 感染
  2. 复发（5% ～ 15%），通常是由于切除不足
  3. 反射性交感神经营养不良
  4. 瘢痕形成

转诊

有症状的腱鞘囊肿患者建议转诊至手外科医师处就诊。

重点和注意事项

- 背侧腱鞘囊肿通常起源于舟月韧带
- 掌侧腱鞘囊肿起源于桡侧腕屈肌和肱桡肌之间

专家点评

腱鞘囊肿的滑膜继续会维持其分泌功能。抽吸腱鞘囊肿常可抽出黏稠清亮的液体，其中含有白蛋白、球蛋白和透明质酸。

推荐阅读

Ho PC et al: Current treatment of ganglion of the wrist, *Hand Surg* 6(1):49, 2001.

Nahra ME, Bucchieri JS: Ganglion cysts and other tumor related cysts of the hand and wrist, *Hand Clin* 20(3):249, 2004.

Wang AA, Hutchinson DT: Longitudinal observation of pediatric hand and wrist ganglia, *J Hand Surg* 26(4):599, 2001.

第 19 章　肌强直
Myotonia

Fred F. Ferri

王俊杰　译　毛敏之　审校

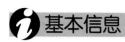 基本信息

定义

　　肌强直是一种肌肉萎缩症，表现为肌肉收缩后的延迟松弛。强直性肌营养不良是肌营养不良伴肌强直最常见的类型。非强直性肌营养不良（nondystrophic myotonias，NDM）是由骨骼肌氯离子通道和钠离子通道突变引起的罕见疾病（患病率为 1/100 000），其特征性表现为肌强直但无肌肉萎缩。

同义词

　　强直性肌营养不良

ICD-10CM 编码
G71.1　　肌强直性疾病
M62.89　其他特定的肌肉疾病
M62.40　未指明部位的肌肉挛缩
G71.12　先天性肌强直
G71.14　药源性肌强直

流行病学和人口统计学

- 3 ～ 5 例 /100 000 人
- 常染色体显性遗传性疾病
- 症状通常出现在青春期或者成年早期，而且已有婴儿强直性肌营养不良的报道

体格检查和临床表现

- 首发症状常为远端肢体无力，有时伴有肌肉僵硬、痉挛或抓握放松困难（图 19-1）

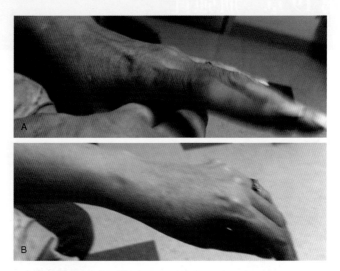

图 19-1　强直性肌营养不良患者抓握放松困难。患者抓握后（**B**）难以完全伸直（**A**）。（From Zipes DP：Braunwald's heart disease，a textbook of cardiovascular medicine，ed 11，Philadelphia，2019，Elsevier.）

- 肌无力最终会扩散到所有肌肉群，典型特征包括颈部屈肌无力、咬肌和颞肌消瘦以及构音障碍
- 叩击肌肉会产生缓慢收缩和长时间的放松，强直反射的最佳检查方式是通过叩击鱼际肌，观察拇指缓慢屈曲后的缓慢放松
- 随着病情的进展，全身性肌无力会加剧，肌强直变得不那么明显
- 肌肉系统以外的表现：
  1. 严重程度不同的智力减退（也可能不出现）
  2. 前额秃发（图 19-2 和图 19-3）
  3. 白内障
  4. 糖尿病
  5. 性腺功能减退
  6. 肾上腺皮质功能减退
  7. 心肌病
- 婴儿强直性肌营养不良表现为新生儿极度肌张力低下伴"鲨鱼嘴"畸形（上唇呈倒 V 形）

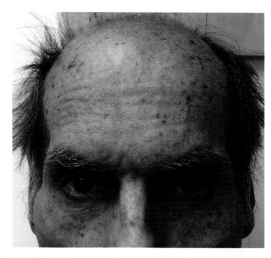

图 19-2　强直性肌营养不良（1 型）。强直性肌营养不良患者可以出现颞肌萎缩（如图所示）以及在年轻时出现的男性型脱发，这类患者也可能存在其他面部肌无力和小颌畸形。（Courtesy Dr. Meir H. Kryger. From Kryger M et al：Principles and practice of sleep medicine，ed 6，Philadelphia，2017，Elsevier.）

病因学

强直性肌营养不良是 19 号染色体编码的遗传性疾病，通过肌膜的持续放电，使得肌肉收缩延长。1 型强直性肌营养不良（常见）是由萎缩性肌强直蛋白激酶（myotonic dystrophy protein kinase，DMPK）基因 3′ 非编码区的 CTG 重复序列引起。2 型强直性肌营养不良（少见）是由锌指蛋白 9（zinc finger protein 9，ZNF9）基因第 1 内含子中的 CCTG 重复序列引起。

ⓧ 诊断

鉴别诊断

这类疾病的病变仅限于肌肉，休息后会导致肌肉肥大和僵硬。但肌肉功能会随着锻炼而恢复正常，肌无力消失。寒冷的环境会使症状加重。

- 先天性肌强直（Thomsen 病）
- 可能为常染色体显性遗传或隐性遗传（两种疾病）
- 强直性肌挛缩症（常染色体显性遗传）：脸部和上肢肌肉无

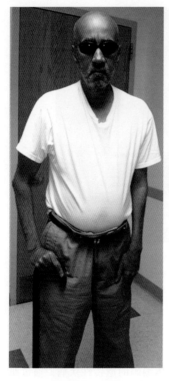

图 19-3　患者男性，54 岁，1 型强直性肌营养不良，典型特征为秃头、瘦脸、远端肌肉萎缩。（From Zipes DP: Braunwald's heart disease, a textbook of cardiovascular medicine, ed 11, Philadelphia, 2019, Elsevier.）

　　力和僵硬，寒冷会使症状加重
- 肌肉萎缩
- 炎症性肌病（多发性肌炎）
- 代谢性肌肉疾病
- 重症肌无力综合征
- 运动神经元病

评估
- 通过病史和体格检查大部分可以诊断
- 肌酶异常（肌酸磷酸肌酶、醛缩酶、谷草转氨酶）
- 肌电图：典型的肌强直表现（巨大动作电位和"俯冲轰炸机"等）
- 肌肉活检：I 型肌纤维萎缩、环状纤维、中央核增多

Rx 治疗
- 苯妥英

- 奎宁
- 奎尼丁
- 普鲁卡因胺
- 乙酰唑胺
- 遗传咨询
- 辅助设备、矫正器
- 美西律可改善非强直性肌营养不良患者的僵硬症状[1]

预后

- 在强直性肌营养不良患者中，死亡多由骨骼肌萎缩和心功能不全引起
- 基于系统电生理学检查和预防性永久性起搏器的有创操作可以延长 1 型强直性肌营养不良患者的生存期[2]

转诊

- 神经内科会诊
- 物理治疗

---

[1]　Statland JM et al：Mexiletine for symptoms and signs of myotonia in nondystrophic myotonia，JAMA 308（13）：1357-1365，2012.

[2]　Wahbi K et al：Electrophysiological study with prophylactic pacing and survival in adults with myotonic dystrophy and conduction system disease，JAMA 307（12）：1292-1301，2012.

第 20 章　肌筋膜疼痛综合征
Myofascial Pain Syndrome

Uzma Nasir，Syeda M. Sayeed

刘岗　译　黄添隆　审校

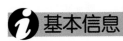 基本信息

定义

- 肌筋膜疼痛综合征是以触发点为特征的肌痛
- 触发点：触发点是位于骨骼肌紧绷带上的散在的、局灶性的、高度应激的点。触发点可产生局部疼痛和牵涉痛，受累肌肉呈不对称和局灶性

同义词

慢性肌筋膜疼痛

ICD-10CM 编码
M79.1　肌痛、肌筋膜疼痛综合征

流行病学和人口统计学

　　肌筋膜疼痛综合征是一种常见的疼痛性肌肉疾病，不受性别、年龄的影响。约 85% 的普通人群在一生中会患有该病，它还可能与其他慢性疼痛情况并存。

体格检查和临床表现

- 局部疼痛和僵硬；通常维持身体姿势的肌肉会受累。常累及颈部、上背部和腰部肌肉。最常见的受累肌肉包括斜方肌、斜角肌、冈下肌、肩胛下肌、肩胛提肌、梨状肌、阔筋膜张肌、髂腰肌、臀肌和腰方肌，静止和肌肉运动状态下均可出现疼痛
- 表 20-1 列出了肌筋膜疼痛和纤维肌痛的鉴别要点

表 20-1 肌筋膜痛与纤维肌痛的鉴别特征

项目	肌筋膜痛	纤维肌痛
年龄分布	24 ～ 40 岁	24 ～ 50 岁
性别分布	女性为主	女性为主
疼痛分布	局部；通常为单侧	广泛；双侧对称性
压痛点	几乎无	多个
触发点	常见	不常见
疲劳	局部肌肉疲劳	广泛性疲劳
睡眠障碍	常见	常见

From Firestein G et al：Kelley's textbook of rheumatology，ed 9，Philadelphia，2013，WB Saunders.

- 受累肌肉可出现活动范围受限和疼痛相关性肌力下降
- 抽搐反应：通过快速触摸紧绷带中的一个触发点会引起骨骼肌纤维中相应紧绷带的快速收缩
- 不对称分布的一个或多个触发点
- 可出现由触发点放射至某区域的牵涉痛，但牵涉痛不会沿皮肤分布
- 于触发点处注射利多卡因可缓解症状

病因学

- 病因不明，已提出几种组织病理学机制来解释触发点的发生，但都缺乏科学证据。大多数研究人员认为急性创伤或反复微损伤可能导致触发点的发生
- 图 20-1 列出了肌筋膜疼痛和功能障碍的可能病因
- 缺乏锻炼、长期的不良姿势、维生素缺乏、睡眠障碍和关节问题都可能导致微损伤

Ⓓ诊断

通常需要根据详细的体格检查和临床表现来做出肌筋膜痛综合征的诊断。

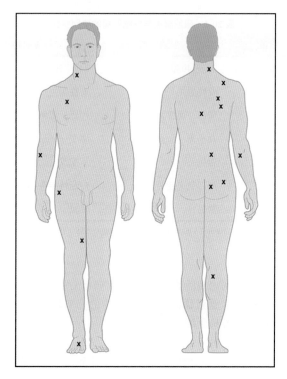

图 20-1　肌筋膜触发点最常见的部位。（Adapted from Rachlin E，Rachlin I：Myofascial pain and fibromyalgia：trigger point management，ed 2，St Louis，2002，Mosby. ）

鉴别诊断

- 纤维肌痛
- 多发性肌炎
- 偏头痛
- 紧张性头痛
- 肌肉拉伤
- 滑囊炎和肌腱炎
- 神经根病

评估

通常不需要，仅凭临床表现就可以诊断。

实验室检查

除了排除其他原因引起的肌痛外，通常不需要。

影像学检查

在明确诊断的肌筋膜疼痛综合征病例中一般不需要，仅用于排除引起疼痛的其他原因（如牵涉痛）。

 治疗

- 喷雾和拉伸疗法：包括被动拉伸受累肌肉。将患者置于最大限度降低肌张力的体位下，识别并标记触发点。将蒸汽冷却剂喷洒在整个受累肌肉上。通过施加轻柔的压力来被动地伸展肌肉
- 物理治疗：经皮神经电刺激、超声波、按摩疗法、肌筋膜释放技术
- 有创技术：最常用触发点处注射 1% 利多卡因
- NSAID 和肌肉松弛药：短期使用
- 图 20-2 显示了肌筋膜疼痛和功能障碍的治疗

转诊

如果有触发点注射的适应证，则进行有创性疼痛治疗。可转诊至物理治疗师处以进行增加活动范围和按摩的治疗。

重点和注意事项

- 触发点常被误诊为压痛点，而压痛点是纤维肌痛的特征性表现
- 压痛点：以多个位置对称的不可触及的结节为特征。压痛点位于靠近肌肉附着处，通常与特定的肌肉活动无关。局部注射利多卡因无抽搐反应，也不能缓解症状

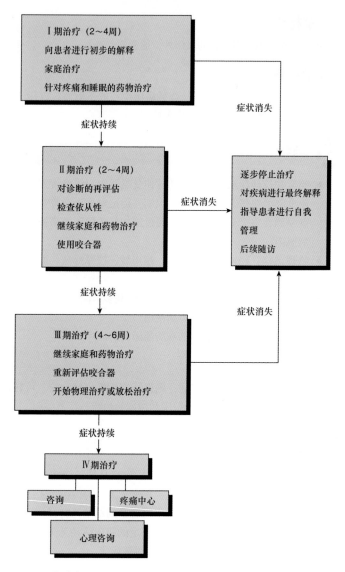

图 20-2　肌筋膜疼痛和功能障碍的处理。治疗分为四个阶段。如果症状在前三个阶段中的任何一个阶段消失，则正在进行的治疗将逐步停止，并指导患者继续对病情进行自我管理。[Modified from Laskin DM，Block S：Diagnosis and treatment of myofascial pain-dysfunction（MPD）syndrome，J Prosthet Dent 56：75-84，1986.]

推荐阅读

Karadaş Ö et al: Lidocaine injection of pericranial myofascial trigger points in the treatment of frequent episodic tension-type headache, *J Headache Pain* 14(44), 2013.

Tsai CT et al: Remote effects of dry needling on the irritability of the myofascial trigger point in the upper trapezius muscle, *Am J Phys Med Rehabil* 89(2):133-140, 2010.

第 21 章　Charcot 关节
Charcot Joint

Michael Kutschke, Brad Blankenhorn

刘傥　译　任晓磊　审校

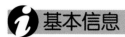 基本信息

定义

1708 年，William Musgrave 首次用 Charcot 来描述由性病引起的神经性关节病。1868 年，Jean-Martin Charcot 报道 Charcot 关节是由梅毒引起的神经病变。Charcot 关节病是随着痛觉保护反应逐渐丧失而进展的疾病过程，其主要特征包括病理性骨折、脱位、足部反复溃疡不愈合和踝部畸形，可导致溃疡、感染、甚至截肢。Charcot 关节病通常与糖尿病、糖尿病周围神经病变有关。早期识别和诊断对于避免无法挽回的足部畸形和严重并发症十分重要。

同义词

神经性关节病

Charcot 骨关节病

Charcot 神经性骨关节病

Charcot 关节病

Charcot 足

ICD-10CM 编码

M14.671　右足和右踝 Charcot 关节

M14.672　左足和左踝 Charcot 关节

流行病学和人口统计学

患病率：

- 在普通糖尿病患者人群中，Charcot 关节病的患病率为 $0.1\% \sim 7.5\%$
- 在糖尿病神经病变患者中，Charcot 关节病的患病率约为

35%，且与糖尿病的类型（1 型或 2 型）无关

- Charcot 关节病的漏诊率约 25%
- 9%～ 75% 的患者为双侧累及
- 70% 的患者累及中足底，其次是前足底和后足底，各占 15%
- 1 型糖尿病患者多在 50 年后出现 Charcot 关节；2 型糖尿病患者多在 60 年后出现
- 大多数 Charcot 关节病患者有 10 年以上的糖尿病病史
- 与性别和种族的相关性尚不清楚
- 危险因素包括糖尿病神经病变、酒精中毒、脊髓脊膜膨出、脊髓痨 / 梅毒、脊髓空洞症

体格检查和临床表现

- Charcot 关节病的自然病程包括四个阶段：炎症、破坏、聚集和重塑
- 炎症期：出现红斑、水肿和皮温升高。受累肢体与健侧相比，皮温至少升高 2℃。可有轻微疼痛或不适。也可有踏板脉冲感。一般来说，早期急性期在影像学上没有明显异常表现。早期诊断是关键
- 蹠跗关节最常受累，其次是前足和后足；足部畸形可能会导致足部关节不稳定
- 骨破坏期：若 Charcot 关节病早期未得到及时治疗，受累关节被进行性破坏，导致骨碎裂和关节脱位 / 半脱位
- 骨聚集期：局部水肿消退、骨碎片融合、关节强直和新生骨形成
- 骨重塑期：出现典型的畸形僵硬，即"摇椅底"足
- 溃疡可出现在 Charcot 关节病的急性期和慢性期的任意阶段
- Charcot 关节病与糖尿病周围神经病变的鉴别要点：糖尿病神经经病变的特征是温度觉受损，而 Charcot 关节病患者趾端保留温度觉、轻触觉和充足的皮肤血流量

病因学

糖尿病神经病变是导致 Charcot 关节病最常见的原因（图 21-1）。此外，还有一些疾病与 Charcot 关节病有关，如梅毒（图 21-2）、酒精中毒、脊柱裂、脊髓灰质炎、进行性神经性腓骨肌萎缩症、麻风、家族性淀粉样变性神经病、中枢神经系统 / 周围神经系统肿瘤、恶性

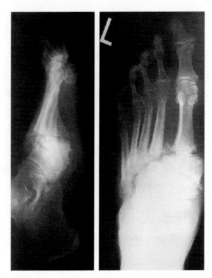

图 21-1　糖尿病和 Charcot 关节病。左：距骨外侧移位；右：骨碎片。［From Goldman L，Ausiello D（eds）：Cecil textbook of medicine，ed 22，Philadelphia，2004，Saunders.］

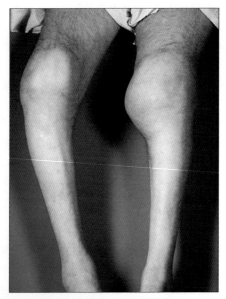

图 21-2　梅毒性 Charcot 膝关节表现出严重的骨破坏。（From Hochberg MC：Rheumatology，ed 7，Philadelphia，2019，Elsevier.）

贫血、脑血管意外、铅中毒、类风湿关节炎、多发性硬化和外伤。

目前，关于该病的病因学有三种理论：

1. 神经创伤理论：由于周围神经病变，患者未能察觉创伤带来的疼痛感，持续应力导致肢体反复遭受创伤。这种反复的创伤可引起广泛的骨质破坏，从而导致关节半脱位、脱位和足部畸形

2. 神经血管理论：自主神经病变（尤其是交感神经去神经支配）可导致动静脉分流。这种骨血流量增加会导致骨质脱矿，刺激破骨细胞活动引起骨质破坏，导致骨量减少

3. 炎症理论：在急性炎症期，可生成 TNF-α、IL-1 和 IL-6 等炎症因子。这些炎症因子可促进破骨细胞的增殖和分化，从而加强骨吸收。核因子受体 κB 活化因子配体（receptor activator of nuclear factor-kappa B ligand，RANKL）可激活破骨细胞，而骨保护素可拮抗 RANKL，促进骨形成。降钙素基因相关肽也是 RANKL 的拮抗剂，其在外周神经病变和自主神经病变患者中表达减少。一氧化氮可以抑制破骨细胞的活性，其在 Charcot 关节病中表达显著降低。此外，高血糖可刺激产生糖基化终末产物，糖基化终末产物与 RANKL 活性增强相关

(Dx) 诊断

鉴别诊断

- 脓肿
- 骨髓炎
- 蜂窝织炎
- 痛风
- 深静脉血栓形成
- 感染性关节炎
- 骨关节炎
- 复杂区域疼痛综合征
- 周围血管疾病
- 创伤

评估

详细的病史询问和体格检查是诊断 Charcot 关节病的关键。早期诊断需要医生了解 Charcot 关节病急性期的相关体征，如水肿、红

斑和皮温升高等。周围神经病变的检测应包括肌电图、神经传导速度试验、神经活检（必要时）、生物震动感觉阈值测量和 Semmes-Weinstein 单丝测试等。

实验室检查

实验室检测可用于排除诊断或建立可疑诊断。

- 如有必要，可以进行以下实验室检查：全血细胞计数与分类、基础代谢、维生素 B_{12}、叶酸、快速血浆反应素（rapid plasma regain，RPR）试验、ESR、CRP、尿酸、类风湿因子、关节穿刺和骨活检

影像学检查

- X 线平片无法鉴别骨髓炎。X 线表现取决于 Charcot 关节病的病程阶段（炎症、破坏、聚集、重塑）
- MRI 可观察到 Charcot 关节病早期活动阶段的细微变化，包括骨髓水肿、软组织水肿和软骨下骨折等
- 三相骨扫描：在血流减少的情况下，准确度降低；结合放射性标记血液白细胞扫描可提高特异性

正电子发射断层扫描：是目前正在研究的检测 Charcot 关节病的一种新成像方式。

 治疗

常规治疗

Charcot 关节病最重要的治疗方法是不负重。在等待临床和放射学评估期间，可使用全接触支具进行治疗，持续 12 ～ 18 周。

在急性炎症期，可使用糖尿病鞋、Charcot 约束矫形助行器和定制的支具等。

手术：尚无明确的证据支持 Charcot 关节病急性期采用手术治疗。手术的目的是预防或矫正足 / 踝畸形，恢复足部功能。手术指征包括急性骨折脱位、感染或存在持续复发性溃疡。对于足部稳定性差的患者，建议采用关节融合术，并通过采用跟腱延长术来改善足部轴线和受力。关节固定术失败和（或）反复感染的患者可选择截肢。

药物治疗

目前正在研究二膦酸盐的疗效，其作用机制是减少破骨细胞吸收，从而改善活动性 Charcot 关节病的症状。

预后

早期发现 Charcot 关节病并咨询足踝外科医生对于该病的预防和预后至关重要。

预防

糖尿病患者控制血糖，以防止周围神经病变导致 Charcot 关节病。

转诊

转诊至擅长 Charcot 关节病的骨科医生或足科医生，以及请内分泌糖尿病专家控制血糖。

推荐阅读

Baddaloo T et al: Charcot neuroarthropathy reconstruction using external fixation: a long-term follow-up, *Podiatry Institute* 26:115-120, 2017.

Downey MS et al: Charcot foot and ankle deformity. In Southerland JT et al: *McGlamry's comprehensive textbook of foot and ankle surgery* (vol. 2). Philadelphia, 2013, Lippincott Williams & Wilkins, pp 3303-3351.

Edmonds ME et al: Selective neuropathy and preserved vascular responses in the diabetic Charcot foot, *Diabetologia* 35:148-154, 1992.

Rogers LC et al: The Charcot foot in diabetes, *Diabetes Care* 34:2123-2129, 2011.

Schoots IG et al: Neuro-osteoarthropathy of the foot-radiologist: friend or foe? *Semin Musculoskelet Radiol* 14:365-376, 2010.

Sono T et al: Overlapping features of rapidly progressive osteoarthrosis and Charcot arthropathy, *J Orthop* 16(3):260-264, 2019, https://doi.org/10.1016/j.jor.2019.02.015.

Varma AK: Charcot neuroarthropathy of the foot and ankle: a review, *J Foot Ankle Surg* 52:740-749, 2013.

第 22 章 幼年特发性关节炎
Juvenile Idiopathic Arthritis

Michelle C. Maciag

李辉 译 魏建伟 审校

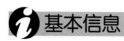 **基本信息**

定义

幼年特发性关节炎（juvenile idiopathic arthritis，JIA），曾被称为幼年型类风湿关节炎（juvenile rheumatoid arthritis，JRA），是一种慢性关节炎，常累及 ≥ 1 个关节且病程持续 ≥ 6 周，患者年龄 ≤ 16 岁。诊断时须排除其他类型关节炎。

同义词

幼年型类风湿关节炎

Still 病（一种特殊的系统性 JIA）

ICD-10CM 编码

M08.00　未指明部位的幼年型类风湿关节炎

M08.09　多发性幼年型类风湿关节炎

M08.20　未指明部位的系统性幼年型类风湿关节炎

M08.29　多发性系统性幼年型类风湿关节炎

M08.40　未指明部位的少关节型幼年型类风湿关节炎

流行病学和人口统计学

患病率：美国儿童患病率为 1/1000；多见于欧洲血统儿童。

体格检查和临床表现

- 国际风湿病协会（International League of Associations for Rheumatology，ILAR）的分类标准（表 22-1），JIA 可分为 7 个类别。表 22-2 总结了不同类别 JIA 的特点
- 系统性 JIA（sJIA；4% ～ 17%）：累及 ≥ 1 个关节或伴有至

表 22-1　JIA 不同亚型的主要特征

ILAR 亚型	发病高峰年龄（岁）	女：男；%JIA（占所有 JIA 的百分比）	关节炎特征	关节外表现	实验室指标	治疗要点
系统性关节炎	2～4	1：1；约 10%	多关节，常为膝、腕和踝关节；还包括手指、颈部和髋部	每日发热；一过性皮疹；心包炎；胸膜炎	贫血；WBC↑↑；ESR↑↑；CRP↑↑；铁蛋白↑；血小板↑或（正常或在 MAS 中为↓）	对包括 MTX 和抗 TNF 药物的标准治疗反应差；在耐药病例中可用 IL-1Ra
少关节炎	>6	4：1；50%～60%（有种族差异）	膝关节++；踝关节及手指+	葡萄膜炎约 30%	ANA 阳性率为 60%；其他检测通常正常；可能有轻度 ESR/CRP↑	NSAID 和关节内使用类固醇；偶尔可用 MTX
多关节炎，RF 阴性	6～7	3：1；30%	对称或不对称；大小关节；颈椎；TMJ	葡萄膜炎约 10%	ANA 阳性率为 60%；RF 阴性；或 ESR↑；CRP↑或正常；轻度贫血	使用 MTX 和 NSAID 进行标准治疗，如果无反应，则使用抗 TNF 药物或其他生物制剂
多关节炎，RF 阳性	9～12	9：1；>10%	进展性对称性多关节炎	类风湿结节占 10%；低热	RF 阳性；ESR↑↑；CRP↑或正常；中度贫血	长期缓解可能性大；早期积极治疗是必要的

续表

ILAR 亚型	发病高峰年龄（岁）	女：男；%JIA（占所有 JIA 的百分比）	关节炎特征	关节外表现	实验室指标	治疗要点
银屑病性关节炎	7～10	2：1；>10%	小、中关节的不对称性关节炎	葡萄膜炎占 10%；银屑病占 50%	ANA 阳性率为 50%；ESR↑；CRP↑或正常；中度贫血	NSAID 和关节内使用类固醇；二线药物较少
附着点炎相关性关节炎	9～12	1：7；10%	主要累及下肢关节；有时累及中轴骨（但少见于成人 AS）	急性前葡萄膜炎；与反应性关节炎和 IBD 有关	HLA-B27 阳性率为 80%	NSAID 和关节内使用类固醇；柳氮磺吡啶可替代 MTX

ANA，抗核抗体；AS，强直性脊柱炎；CRP，C 反应蛋白；ESR，红细胞沉降率；IBD，炎性肠病；ILAR，国际风湿病协会；IL-1Ra，白介素 -1 受体拮抗剂；JIA，幼年特发性关节炎；MAS，巨噬细胞活化综合征；MTX，甲氨蝶呤；NSAID，非甾体抗炎药；RF，类风湿因子；TMJ，颞下颌关节；TNF，肿瘤坏死因子；WBC，白细胞计数。From Firestein G et al: Kelley's textbook of rheumatology, ed 9, Philadelphia, 2013, WB Saunders.

少 2 周的发热（每日 1 次）（图 22-1），持续至少 3 天，并伴有以下至少 1 种情况：①一过性红斑疹（图 22-2）；②全身淋巴结肿大；③肝大和（或）脾大；④浆膜炎

- 少关节型 JIA（图 22-3）（27%～56%）：发病最初 6 个月累及＜4 个关节。分为两个亚型：

　a. 持续型：整个病程累及≤4 个关节

　b. 进展型：发病最初 6 个月累及≤4 个关节，6 个月后累及＞4 个关节

表 22-2　JIA 不同类型的特点

亚型	发病年龄	受累关节	全身症状	主要并发症
少关节持续型	儿童早期	不对称大关节（膝、踝、腕、肘、颞下颌关节、颈椎）	无	慢性葡萄膜炎
				局部发育障碍
少关节进展型	儿童早期	同上，但发病 6 个月后有超过 4 个关节受累	无	慢性葡萄膜炎
				局部发育障碍
多关节型，RF 阴性	整个儿童期	任何关节，通常对称，常累及小关节	不适（低热）	慢性葡萄膜炎
				局部发育障碍
多关节型，RF 阳性	青少年时期	任何关节，通常对称且累及小关节	不适（低热）	局部发育障碍和关节损害
系统型	整个儿童期	任何关节（不一定是在发病时）	高热、皮疹、浆膜炎、急性期反应明显	急性：巨噬细胞活化综合征；慢性：总体发育障碍、淀粉样变性
银屑病型	儿童晚期	脊柱、下肢、远端指间关节、指炎	—	银屑病
				局部发育障碍
肠炎相关型	儿童晚期	脊柱、骶髂关节、下肢、胸廓关节	炎性肠病	急性症状性葡萄膜炎

RF，类风湿因子。From Hochberg MC: Rheumatology, ed 7, Philadelphia, 2019, Elsevier.

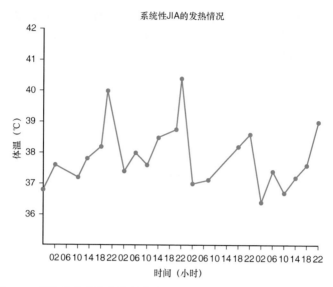

图 22-1　系统性幼儿特发性关节炎（JIA）的典型体温曲线示例。（From Hochberg MC：Rheumatology，ed 7，Philadelphia，2019，Elsevier. ）

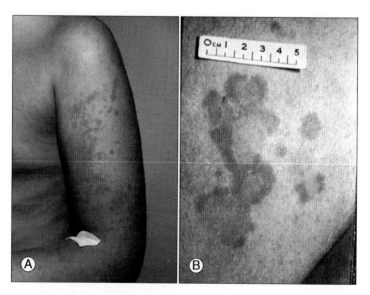

图 22-2　系统性 JIA 的皮疹。较大的病灶正在融合（**A**）。须与风湿热的特征性皮疹（边缘性红斑）（**B**）相鉴别。（From Hochberg MC：Rheumatology，ed 7，Philadelphia，2019，Elsevier. ）

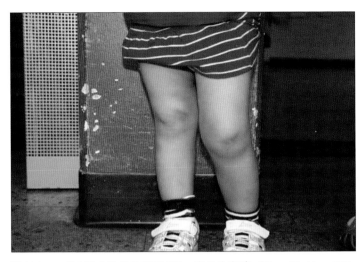

图 22-3 一名 2 岁女孩单关节型 JIA，患处为左膝。（From Hochberg MC：Rheumatology，ed 7，Philadelphia，2019，Elsevier.）

- 多关节炎，类风湿因子（rheumatoid factor，RF）阴性（11% ～ 28%）：发病最初 6 个月累及＞ 5 个关节，RF 阴性
- 多关节炎，RF 阳性（2% ～ 7%）
  1. 发病最初 6 个月累及＞ 5 个关节，间隔 3 个月 2 次检测 RF 阳性
  2. 抗 CCP 抗体可能阳性
  3. 与成人类风湿关节炎最相似，病情更可能进展
- 银屑病性关节炎（2% ～ 11%）：银屑病合并关节炎，或银屑病合并以下至少 2 种情况：指炎、指甲凹陷、甲剥离，以及一级亲属患银屑病
- 附着点炎相关性关节炎（3% ～ 11%）：关节炎或附着点炎合并以下至少 2 种情况：骶髂关节压痛、HLA-B27 阳性、男性年龄＞ 6 岁、急性前葡萄膜炎，或一级亲属患 HLA-B27 相关疾病
- 未分类关节炎（11% ～ 21%）：符合≥以上 2 类标准，或不符合任何标准

病因学

遗传易感个体在暴露于环境诱发因素后，可能会对自身抗原产

121

生不适当的免疫反应。HLA、PTPN22 和 STAT4 位点的变异可能与该病有关。

 诊断

鉴别诊断

- 感染：病毒（细小病毒、毒性滑膜炎）或细菌（莱姆病、骨髓炎、化脓性关节炎）
- 炎症：狼疮、血清病、炎性肠病
- 反应性疾病：链球菌感染后、风湿热
- 恶性肿瘤：白血病、骨肿瘤
- 表 22-3 总结了易与 JIA 混淆的关节痛或关节炎

表 22-3　易与 JIA 混淆的伴有关节痛或关节炎的疾病

疾病类型	举例
感染	细菌性关节炎和骨髓炎
	Borreliosis（莱姆病）
	病毒和支原体关节炎
	结核
感染后疾病	风湿热
	链球菌感染后关节炎
	肠炎后关节炎和其他反应性关节炎（沙门菌、弯曲菌、衣原体）
非炎症性疾病	过度运动和 Ehlers-Danlos 综合征
	生长痛、创伤、髋股过度使用综合征和其他过度使用综合征
	Osgood-Schlatter 病和其他青少年骨软骨病
	股骨头骨骺骨软骨病
	股骨头骨骺滑脱
	异物滑膜炎
	支持组织的其他先天性和遗传性疾病

续表

疾病类型	举例
血液系统疾病	镰状细胞贫血
	血友病
	血管性血友病
系统性炎症性疾病	青少年系统性红斑狼疮
	青少年皮肌炎
	混合性结缔组织病
	硬皮病
	血管炎（如 Henoch-Schönlein 紫癜、川崎病、Behçet 病）
自身炎症性疾病	冷炎素相关周期性综合征
	家族性地中海热
	其他单基因疾病［如甲羟戊酸激酶缺乏症（D 型高免疫球蛋白血症）、Blau 综合征］、肿瘤坏死因子受体相关性周期性综合征
	慢性复发性多灶性骨髓炎
	周期性发热、口疮性口炎、咽炎和腺炎（PFAPA 综合征）
恶性肿瘤	白血病
	神经母细胞瘤
	局部骨肿瘤
疼痛	复杂性局部疼痛综合征
	疼痛放大综合征和纤维肌痛
	非特异性肌肉骨骼疼痛
其他疾病	原发性免疫缺陷
	结节病

From Hochberg MC：Rheumatology，ed 7，Philadelphia，2019，Elsevier.

实验室检查

- 无单一特异性诊断检测。必须排除其他原因导致的关节炎
- ESR 和 CRP 升高；铁蛋白升高

- 轻度贫血、白细胞增多（白细胞可能非常高）
- RF
- 抗核抗体：合并相关眼部并发症时可升高
- 全血细胞减少症（一种消耗性凝血功能疾病），铁蛋白升高，sJIA 中肝酶升高与巨噬细胞活化综合征（macrophage activation syndrome，MAS）有关

影像学检查

- X 线检查可显示疾病早期软组织肿胀和关节周围骨量减少（图 22-4）
- 关节破坏（图 22-5）较少发生，但可能出现骨质侵蚀和囊肿形成

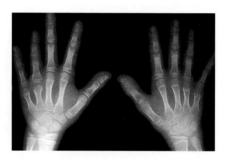

图 22-4　JIA。8 岁儿童的特发性少关节炎。图中可见患儿左手第三掌指关节骨骺破坏和生长迟缓，骨膜新骨形成引起第三指骨增宽，以及右腕腕骨相对于左腕过度生长。（From Hochberg MC et al：Rheumatology，ed 5，St Louis，2011，Mosby.）

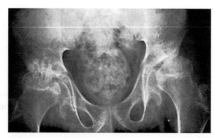

图 22-5　13 岁男孩活动性系统性 JIA 伴严重的髋关节疾病。X 线片显示股骨头和髋臼破坏，关节间隙狭窄，左髋关节半脱位。患者系统性使用皮质类固醇 9 年。（From Kliegman RM et al：Nelson textbook of pediatrics，ed 19，Philadelphia，2011，WB Saunders.）

治疗

非药物治疗

儿科医生、风湿科医生、骨科医生和物理治疗师之间的多学科合作，以及有关体重管理的教育必不可少。

长期管理

- NSAID：用作单一治疗或与关节内使用类固醇联合使用
- 改善病情的抗风湿药物（disease-modifying antirheumatic drug，DMARD）：甲氨蝶呤、来氟米特、柳氮磺吡啶

  1. 2/3 的儿童需要用药

  2. 轴性受累的患者对甲氨蝶呤的反应不佳
- 生物制剂：改善 JIA 相关性疾病的发病率。不同亚型对治疗有不同的反应

  1. 肿瘤坏死因子拮抗剂，如依那西普和阿达木单抗

  2. T 细胞调节剂，阿巴西普

  3. 白介素 -1 拮抗剂（阿那白滞素）和白介素 -6 拮抗剂（托珠单抗）对 sJIA 有效

在纳入随机对照试验的 meta 分析中，这些药物的有效性或安全性方面没有统计学差异。

- 应尽可能限制系统性使用皮质类固醇
- 表 22-4 总结了 JIA 的主要治疗药物和治疗适应证。图 22-6 为少关节型 JIA 的治疗流程。图 22-7 为多关节型 JIA 的治疗流程。图 22-8 为系统性 JIA 的治疗流程

表 22-4　JIA 的主要治疗药物和适应证

药物	关节炎亚型	适应证
NSAID	所有亚型	轻症患者有疼痛、僵硬、浆膜炎时可进行抗感染治疗
关节内使用类固醇	所有亚型，主要用于少关节炎	注入活动少的关节
系统性使用类固醇	系统性、多关节炎	发烧、浆膜炎、过渡药物、MAS

续表

药物	关节炎亚型	适应证
甲氨蝶呤	所有亚型；对于系统性和附着点炎相关的轴向疾病疗效较差	缓解疾病
来氟米特	多关节炎	缓解疾病
柳氮磺吡啶	少关节炎、多关节炎、与附着点炎有关的周围疾病	缓解疾病
环孢霉素	系统性	MAS
沙利度胺	系统性	生物调节剂
抗 TNF（依那西普英夫利昔单抗、阿达单抗、戈利木单抗、赛妥珠单抗）	多关节炎、附着点炎相关性疾病、葡萄膜炎（英夫利昔单抗、阿达木单抗），对系统性疾病的疗效较差	生物调节剂
阿巴西普	多关节炎	生物调节剂
抗 IL-1（阿那白滞素，卡那津单抗，利纳西普）	系统性	生物调节剂、MAS
抗 IL-6（托珠单抗）	系统性、多关节炎	生物调节剂
IVIG	系统性	生物调节剂、MAS

IL-1，白介素 -1；IVIG，静脉注射免疫球蛋白；MAS，巨噬细胞活化综合征；NSAID，非甾体抗炎药；TNF，肿瘤坏死因子。From Hochberg MC：Rheumatology，ed 7，Philadelphia，2019，Elsevier.

预后

- 超过 50% 的患者在成年后仍处于疾病活动期
- 持续性少关节型患者最有可能得到缓解，而 RF 阳性患者则最不可能得到缓解
- 巨噬细胞活化综合征是 sJIA 的一种危及生命的并发症
- 不对称性关节受累可能导致生长障碍和肢体不等长

转诊

- 早期风湿科会诊
- 诊断时需要眼科会诊，然后至少每年 1 次眼科会诊
- 合并 ANA 阳性且 < 7 岁的儿童，患眼部炎症（葡萄膜炎）的风险最高，需每 3 ~ 4 个月筛查 1 次

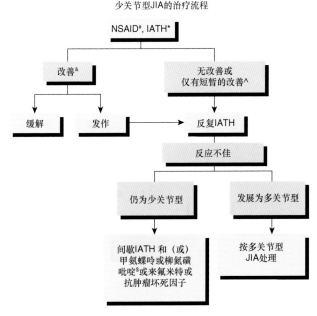

少关节型JIA的治疗流程

*若为单膝关节炎和（或）患者合并局部并发症:挛缩、腿长度差异、明显的肌肉萎缩，则首选早期IATH
#NSAID试验性治疗4～6周
^ ≤4个月
$ 对于患有附着点炎/外周关节炎的年龄较大的男孩，可以考虑柳氮磺吡啶
& 目标为疾病非活动/缓解或至少JADAS评分<2

图 22-6 JIA 的治疗流程。IATH，关节内使用曲安奈德；JADAS，幼年关节炎疾病活动评分；NSAID，非甾体抗炎药；TNF，肿瘤坏死因子。(From Hochberg MC: Rheumatology，ed 7，Philadelphia，2019，Elsevier.)

 重点和注意事项

专家点评

JIA 是一种受遗传因素影响很大的自身炎症性疾病。基因组学已越来越多地被用来识别易感基因座。免疫调节剂可以改善难治性 JIA 的治疗效果。疾病早期免疫反应的正常化可以限制疾病的进展。与普通人群相比，JIA 患儿的恶性肿瘤发生率会增加。

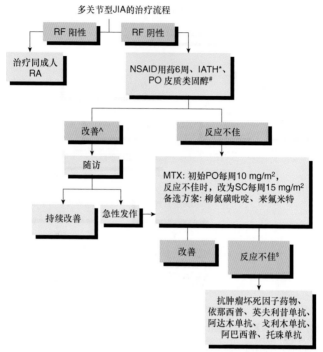

* 在特定的关节IATH
# PO 类固醇可以作为桥接用药或在JIA严重发作时使用
$ 如果对1种抗肿瘤坏死因子药物反应不佳，可以考虑改用另一种抗肿瘤坏死因子药物，或者改为阿巴西普
^改善: 达到儿童 ACR 70 (或者 JADAS 评分 <3.8)

图 22-7　多关节型 JIA 的治疗流程。 ACR70，美国风湿病学会的 70% 改善标准；IATH，关节内使用己曲安奈德；JADAS，幼年关节炎疾病活动评分；MTX，甲氨蝶呤；NSAID，非甾体抗炎药；PO，口服；SC，皮下注射；RA，类风湿关节炎；RF，类风湿因子；TNF，肿瘤坏死因子。（From Hochberg MC：Rheumatology，ed 7，Philadelphia，2019，Elsevier.）

推荐阅读

Beukelman T et al: Risk of malignancy associated with paediatric use of tumour necrosis factor inhibitors, *Ann Rheum Dis* 77(7):1012-1016, 2018.

De Benedetti F et al: Randomized trial of tocilizumab in systemic juvenile idiopathic arthritis, *N Engl J Med* 367:2385-2395, 2012.

Dick AD et al: Adalimumab plus methotrexate for uveitis in juvenile idiopathic arthritis, *N Engl J Med* 376:1637-1646, 2017.

Giancane G et al: Update of the pathogenesis and treatment of juvenile idiopathic arthritis, *Curr Opin Rheumatol* 29:523-529, 2017.

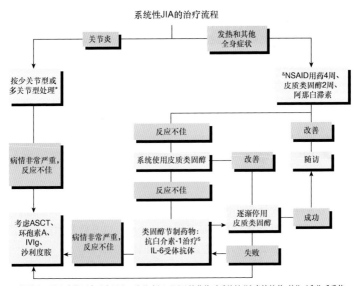

* 甲氨蝶呤、关节内使用皮质类固醇、抗肿瘤坏死因子等药物对系统性JIA疗效较差；抗IL-1和IL-6受体抗体可能使用皮质类固醇更加有效
$ 抗IL-1治疗包括阿那白滞素、利纳西普、卡那单抗
& 取决于医生的整体评估和活动性关节的数量

图 22-8 系统性 JIA 的治疗流程。 ASCT，自体干细胞移植；IL，白介素；IVIg，静脉注射免疫球蛋白；NSAID，非甾体抗炎药；TNF，肿瘤坏死因子。（From Hochberg MC：Rheumatology，ed 7，Philadelphia，2019，Elsevier.）

Hersh AO, Prahalad S: Genetics of juvenile idiopathic arthritis, *Rheum Dis Clin N Am* 43:435-448, 2017.

Horneff G et al: Protocols on classification, monitoring and therapy in children's rheumatology (PRO-KIND): results of the working group polyarticular juvenile idiopathic arthritis, *Pediatric Rheumatology* 15:78, 2017.

Nigrovic PA: Review: is there a window of opportunity for treatment of systemic juvenile idiopathic arthritis? *Arthritis Rheumatol* 66(6):1405-1413, 2014.

Ravelli A et al: 2016 Classification criteria for macrophage activation syndrome complicating systemic juvenile idiopathic arthritis: a European league against rheumatism/American College of Rheumatology/Paediatric Rheumatology international trials organization collaborative initiative, *Arth & Rheum* 68(3):566-576, 2016.

Ringold S et al: 2013 Update of the 2011 American College of Rheumatology recommendations for the treatment of juvenile idiopathic arthritis, *Arthritis Rheum* 65(10):2499, 2013.

Ruperto N et al: Two randomized trials of canakinumab in systemic juvenile idiopathic arthritis, *N Engl J Med* 367:2386-2406, 2012.

Shoop-Worrall S et al: How common is remission in juvenile idiopathic arthritis? A systematic review, *Semin Arthritis Rheum* 47:331-337, 2017.

第 23 章　复发性多软骨炎
Relapsing Polychondritis

Long Pham

李辉　译　魏建伟　审校

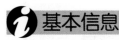 基本信息

定义

复发性多软骨炎（relapsing polychondritis，RP）是一种罕见的进行性自身免疫性疾病，其特征是间歇性炎症，以及软骨和富含蛋白多糖的组织（如眼、内耳、心血管系统和肾）的破坏。

同义词

慢性萎缩性多软骨炎

RPC

全身性或系统性骨软化症

Meyenburg-Altherr-Uehlinger 综合征

复发性软骨膜炎

von Meyenburg 病

ICD–10CM 编码

M94.1　复发性多软骨炎

流行病学和人口统计学

发病率：3.5/1 000 000。男女性发病率相似。RP 与人白细胞抗原 -DR4 相关。

框 23-1 总结了与 RP 相关的疾病。

好发性别：无性别差异。

好发年龄：尽管儿童也可发生 RP，但发病高峰年龄为 40～60 岁。

体格检查和临床表现

- RP 累及软骨和非软骨结构
- 典型的临床特征和最常见的症状是急性单侧或双侧耳软骨炎主要集中于耳郭，不累及耳垂（图 23-1）。表现为突然发红、肿

框 23-1　与 RP 相关的疾病

- 类风湿关节炎
- 系统性红斑狼疮
- 硬皮病
- 干燥综合征
- 重叠结缔组织病
- 强直性脊柱炎和骶髂关节炎
- 银屑病关节炎
- 反应性关节炎
- 抗中性粒细胞胞质抗体相关性肉芽肿性血管炎
- 结节性多动脉炎
- 变应性肉芽肿性血管炎
- 贝赫切特综合征
- 骨髓增生异常综合征
- 淋巴瘤
- 炎症性肠病
- 原发性胆汁性肝硬化

From Hochberg MC：Rheumatology，ed 7，Philadelphia，2019，Elsevier.

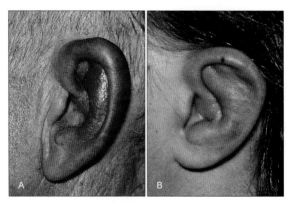

图 23-1　复发性多软骨炎中的耳鼻咽喉疾病。A. 耳廓发炎；可见耳的非软骨部分未累及。**B.** 反复发作会导致软骨丧失，耳廓下垂。(From Hochberg MC：Rheumatology，ed 7，Philadelphia，2019，Elsevier.)

胀、发热和疼痛。无论是否治疗，RP 可在 5～10 天内消退（无论是否治疗）。反复发作可能会发展为缺乏坚固性和菜花样外观的耳郭。外耳肿胀或内耳动脉血管炎可引起耳聋或眩晕

- 第二常见的症状是不对称性关节炎

- RP 还可累及鼻软骨，导致鞍鼻畸形（图 23-2），影响内耳结构从而导致听觉或前庭系统并发症，还可能影响眼部结构
- 50% 的患者会出现呼吸系统疾病，应引起注意，这会危及重要脏器系统且预后较差。患者可能出现声音嘶哑、失音、颈部前 [气管前软骨或甲状软骨压痛等症状（图 23-3）] 或持续干咳

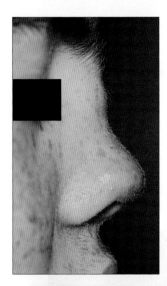

图 23-2　复发性多软骨炎中的耳鼻咽喉疾病。 鞍鼻畸形由鼻梁受损引起。（From Hochberg MC：Rheumatology，ed 7，Philadelphia，2019，Elsevier.）

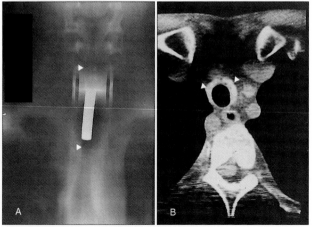

图 23-3　复发性多软骨炎导致局限性气管支气管梗阻。A. X 线显示气管造口管上方的喉部狭窄和下方的气管狭窄（箭头）。**B.** 气管计算机断层扫描显示由于炎症改变而引起的气管壁增厚（箭头）。可见气管的后部非软骨部分未被累及。（From Hochberg MC：Rheumatology，ed 7，Philadelphia，2019，Elsevier.）

- 可能出现心血管、眼、肾、神经系统和皮肤黏膜表现
- 表 23-1 显示疾病诊断时最初发现的伴随症状的频率
- 贫血对于 50 岁以上的患者可能是一个预后不良的因素。大红细胞性贫血应考虑骨髓发育不良

表 23-1　复发性多软骨炎的临床表现

表现	频率（%）	
	初始	总计
耳软骨炎	39	85
鞍鼻畸形	18	29
听力损失	9	30
关节炎	36	52
肋骨软骨炎症	2	2
鼻软骨炎症	24	54
眼部炎症	19	51
眼巩膜炎或眼膜炎	19	47
喉气管 - 支气管疾病	26	48
喉气管狭窄	15	23
系统性血管炎	3	10
瓣膜功能障碍	0	6
皮肤症状	7	28

Adapted from Isaak BL, Liesegang TJ, Michet CJ Jr. Ocular and systemic findings in relapsing polychondritis, Ophthalmology 93：681-9, 1986. In Hochberg MC: Rheumatology, ed 7, Philadelphia, 2019, Elsevier.

病因学

病因不明，可能为自身免疫性疾病。可能与人白细胞抗原 -DR4 相关。

 诊断

鉴别诊断

- 感染（结核、真菌病、麻风、梅毒）

- 皮肤白血病、淋巴瘤
- 红耳综合征
- 抗中性粒细胞胞质抗体（antineutrophil cytoplasmic antibody，ANCA）相关性血管炎
- Cogan 综合征
- 结节性耳轮软骨皮炎

1. 诊断需结合临床，常用 McAdams 标准（框 23-2）。符合以下任意 3 个标准即可诊断：①双侧耳软骨炎；②非侵蚀性炎症性多关节炎；③鼻软骨炎；④眼部炎症（结膜炎、角膜炎、巩膜炎、巩膜表层炎、葡萄膜炎）；⑤呼吸道软骨炎（喉 / 气管软骨）；⑥耳蜗和前庭损伤（听力损失、耳鸣、眩晕）
2. 由于 RP 是一种间歇性的罕见疾病，因此可能会延误诊断

框 23-2　复发性多发性软骨炎的诊断标准

- 双侧耳软骨炎
- 非侵蚀性血清阴性炎症性多关节炎
- 鼻软骨炎
- 眼部炎症［结膜炎、角膜炎、巩膜炎和（或）巩膜外层炎、葡萄膜炎］
- 呼吸道软骨炎［喉和（或）气管软骨］
- 耳蜗和（或）前庭功能障碍［神经感觉性听力损失、耳鸣和（或）眩晕］
- 软骨活检结果与组织学图像相符

From Hochberg MC：Rheumatology，ed 7，Philadelphia，2019，Elsevier.

实验室检查

- 没有特异性血液检查能诊断 RP
- 在疾病活动期间急性期炎症反应物水平可能升高
- 如怀疑有相关疾病（如类风湿关节炎或 ANCA 相关性血管炎），应进行血清学检查
- 如有关节炎，应进行关节液分析
- 软骨活检（图 23-4）

影像学检查

- 所有疑似病例均应行肺功能检查。如有异常，胸部 CT 可用于检查气道狭窄或动态气道塌陷等异常情况。常见呼气相 CT 异常。如果在呼气相没有发现异常，可能会漏诊

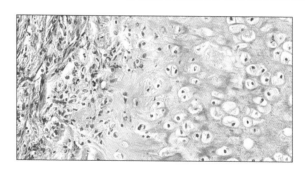

图 23-4　耳部活检标本显示软骨膜炎，纤维软骨交界处可见单核细胞，偶见多形核白细胞（苏木精－伊红染色：×200）。（Courtesy Dr. Lester E. Wold. In Hochberg MC：Rheumatology，ed 7，Philadelphia，2019，Elsevier.）

- 超声心动图可用于观察心肺状况和评估心脏瓣膜
- 正电子发射断层成像（positron emission tomography，PET）-CT 和 MRI 可用于监测疾病活动和治疗效果
- 活检（非必须）可显示软骨基质嗜碱性染色丧失、软骨膜炎症和潜在的软骨破坏（图 23-3）。主要为浆细胞和淋巴细胞浸润

Rx 治疗

非药物治疗

　　严重的呼吸道、心脏和感觉神经功能不全需要采取系统治疗。呼吸科团队应注意病理性气道。气管支气管软化症可能需要气管切开术、气道支架置入或夜间正压通气。主动脉根部扩张或瓣膜疾病可能需要进行心脏介入治疗。人工耳蜗可以恢复听力。理想情况下，这些干预措施应在疾病静止期间进行。

常规治疗

　　急性 RP 患者的初始治疗取决于严重程度。对于轻微炎症（鼻、耳或胸壁），可使用 NSAID、低剂量皮质类固醇、秋水仙碱或氨苯砜。严重或危及生命的症状，如严重的软骨炎、喉气管或眼部症状，通常需要使用 1 mg/kg 泼尼松，并逐渐减量。

长期管理

- 类固醇依赖、复发或威胁生命的临床症状可能需要改善病情

的治疗。一些病例报告表明甲氨蝶呤、环磷酰胺、霉酚酸酯、硫唑嘌呤、苯丁酸氮芥、环孢素和静脉用丙种球蛋白有效

- 肿瘤坏死因子（tumor necrosis factor，TNF）抑制剂、托珠单抗、阿那白滞素和阿巴西普已成功治疗常规疗法无效的 RP。利妥昔单抗治疗的阴性率相对较高

转诊

- 有前庭症状的患者可至耳鼻喉科就诊
- 气道管理需要呼吸科、麻醉科和外科协作
- 风湿科

 重点和注意事项

- 早期诊断对于避免严重并发症十分必要
- 呼吸系统受累、症状多和贫血预示低生存率
- 所有患者需要通过颈部和胸部 X 线和 PFT 检查气道和喉气管病变情况。呼吸流速–容量曲线可提示是否存在固定胸外梗阻

推荐阅读

Lekpa FK et al: Biologics in relapsing polychondritis: a literature review, *Seminars in Arthritis and Rheum* 41(5):712-719, 2012.

Longo L et al: Relapsing polychondritis: a clinical update, *Autoimmun Rev* 15(6):539-543, 2016.

McAdam LP et al: Relapsing polychondritis: prospective study of 23 patients and a review of the literature, *Medicine* 55(3):193-215, 1976.

Michet CJ: Relapsing polychondritis: survival and predictive role of early disease manifestations, *Ann Intern Med* 104(1):74-78, 1986.

Vitale A et al: Relapsing polychondritis: an update on pathogenesis, clinical features, diagnostic tools, and therapeutic perspectives, *Curr Rheum Rep* 18(1):3, 2016.

第 24 章　银屑病关节炎
Psoriatic Arthritis

Daphne Scaramangas-Plumley

任晓磊　译　刘傲　审校

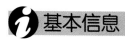 基本信息

定义

银屑病关节炎（Psoriatic arthritis，PsA）是一种炎症性关节病，通常包括在血清阴性脊柱关节病（seronegative spondyloarthropathies，SpA）中，这是一类以脊柱、周围关节和肌腱附着点炎症反应为特征的疾病。Moll 和 Wright、CASPAR 分类标准见表 24-1。

ICD-10CM 编码
L40.5 ＋　关节病性银屑病
L40.54　银屑病幼年关节炎
L40.52　银屑病残毁性关节炎

表 24-1　银屑病关节炎的分类

| Moll 和 Wright | CASPAR* | | |
	得分	分类	描述
存在 PsO 和炎症性关节炎［周围性关节炎和（或）骶髂关节炎或脊柱炎］通常缺乏 RF 的血清学检查	2	现患有 PsO	经皮肤病专家或风湿病学专家确认的皮肤或头皮银屑病；
	1	有 PsO 个人史或家族史	患者、家庭医生、皮肤病专家、风湿病学专家或其他执业医师报告的 PsO 病史；患者报告的 1 级或 2 级亲属的 PsO 病史
	1	体格检查可见银屑病指甲营养不良	包括甲溶解、凹陷和角化过度
	1	RF 阴性	使用当地实验室参考范围首选 ELISA 或比浊测定（不含乳胶）

Moll 和 Wright	CASPAR*		
	得分	分类	描述
	1	风湿病学专家诊断的现患指炎或指炎病史	整个手指肿胀
	1	影像学检查发现近关节处新骨形成	手部或足部近关节边缘不清的骨化，不包括 X 线平片上的骨赘形成

* 当炎症性关节疾病（关节、脊柱或附着点）评分为 3 分或 3 分以上时，可诊断银屑病关节炎

CASPAR, 研究银屑病关节炎的分类标准；ELISA, 酶联免疫吸附试验；PsO, 银屑病；RF, 类风湿因子

From Hochberg MC: Rheumatology, ed 7, Philadelphia, 2019, Elsevier.

流行病学和人口统计学

- 发病率：每年 6/10 万
- 患病率：普通人群患病率为（1 ～ 2）/1000。银屑病患者的患病率为 4% ～ 30%
- 好发性别：男女性分布相同
- 好发年龄：通常发病于 30 ～ 55 岁之间

体格检查和临床表现

- 在 67% 的患者中，银屑病比关节炎早 8 ～ 10 年
- 在 33% 的患者中，关节炎先于银屑病发生或同时发生
- 主要特征为关节炎、指（趾）炎、脊柱炎和肌腱附着点炎
- 体格检查时约 15% 的患者合并银屑病，且既往未诊断皮肤病
- 关节炎为炎症性，通常表现为晨僵时间延长、活动后改善、关节红斑、发热或肿胀
- 框 24-1 总结了 5 种典型的银屑病关节炎亚型

框 24-1   银屑病关节炎的亚型

- 以远端指间关节为主的关节炎（10%）
- 以对称性多关节炎为主的关节炎（5% ～ 20%）
- 不对称性少关节炎或单关节炎（70% ～ 80%）
- 以轴性疾病为主（脊柱炎、骶髂炎或两者皆有）（5% ～ 20%）
- 残毁性关节炎（罕见）

From Hochberg MC: Rheumatology, ed 7, Philadelphia, 2019, Elsevier.

- 部分患者可能表现出不止一种形式，而且随时间逐渐演变。40%～50%的患者远端指间（distal interphalangeal，DIP）关节（图 24-1）和脊柱均受累。单纯脊柱关节炎很少见，通常伴有周围神经受累
- 指（趾）炎又称为"香肠指（趾）"，即手指或脚趾弥漫性肿胀（图 24-2）；该症状非常常见，30%～40%的患者在病程中会发生指（趾）炎，与放射性关节损伤的风险增加有关
- 附着点炎通常发生在跟腱和足底筋膜（图 24-3），检查时可见肿胀和压痛。超声检查可发现亚临床型

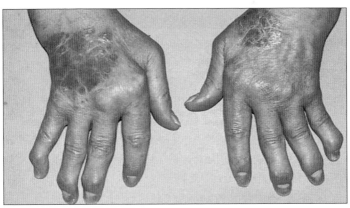

图 24-1　类似于类风湿关节炎的对称性多关节炎。（From Hochberg MC：Rheumatology，ed 7，Philadelphia，2019，Elsevier.）

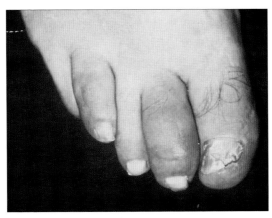

图 24-2　第二足趾趾炎。（From Hochberg MC：Rheumatology，ed 7，Philadelphia，2019，Elsevier.）

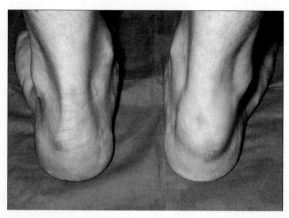

图 24-3 累及右跟腱附着点的附着点炎。（From Hochberg MC：Rheumatology，ed 7，Philadelphia，2019，Elsevier.）

- 指甲营养不良（凹陷、甲溶解、白甲）可能与受累手指的关节炎症有关
- 脊柱炎可能包括骶髂关节炎，但通常不太可能出现类似于强直性脊柱炎引起的融合。更常见的是不对称性骶髂关节受累（强直性脊柱炎通常为双侧）
- 眼部炎症，包括结膜炎和葡萄膜炎

病因学

尚不清楚，但可能是遗传、免疫和环境因素的相互作用。图 24-4 显示了 PsA 的发病机制。PsA 患者中 HLA-B12、HLA-B17、HLA-b57、HLA-Cw*0602 的频率较高。与单纯银屑病相比，PsA 患者出现 HLA-B7 和 HLA-B27 的频率更高。

Dx 诊断

鉴别诊断

- 类风湿关节炎（rheumatoid arthritis，RA）
- 侵蚀性骨关节炎
- 结晶性关节炎，包括痛风和假性痛风
- 其他血清阴性脊柱关节病，包括反应性关节炎、肠病性关节炎和强直性脊柱炎

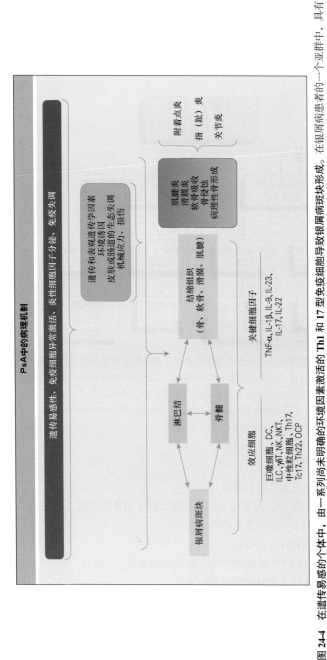

图 24-4　在遗传易感的个体中，由一系列尚未明确的环境因素激活的 Th1 和 17 型免疫细胞导致银屑病斑块形成。 在银屑病患者的一个亚群中，具有特定遗传风险变异的患者的表观遗传学异常事件和环境事件可导致一系列结缔组织中的肌肉骨骼发生炎症反应。效应细胞从皮肤、淋巴结和骨髓归巢至肌腱附着处和关节，释放细胞因子，促进肌腱 - 韧带 - 滑膜骨附着部位，伴随骨与软骨损伤和病理性新骨形成。由此产生的临床表现为肌腱炎、滑膜炎和指炎。DC，树突细胞；ILC，先天性淋巴细胞；NK，自然杀伤细胞；OCP，前体破骨细胞；Tc17，CD8 + IL-17 分泌细胞；Th17，CD4 + IL-17 分泌细胞；Th22，分泌 IL-22 的 CD4 + 细胞。(From Hochberg MC: Rheumatology, ed 7, Philadelphia, 2019, Elsevier.)

评估

- 由于缺乏特异性实验室检查指标，诊断通常基于临床，依据病史、体格检查和 X 线检查。图 22-5 为银屑病关节炎的诊断流程
- 关节症状出现在皮肤和指甲症状之前时，早期诊断困难

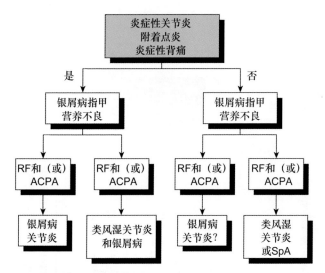

图 24-5 可疑银屑病关节炎患者的诊断流程。部分患者可能出现典型银屑病关节炎的关节表现，但没有皮肤或指甲病变。仅当银屑病进展时，才可明确诊断银屑病关节炎。ACPA，抗环瓜氨酸肽抗体；RF，类风湿因子；SpA，脊柱关节病。（From Firestein GS et al：Kelly's textbook of rheumatology，ed 9，Philadelphia，2013，Saunders.）

实验室检查

- 无特异性实验室检查项目
- 急性炎症反应的指标（如 ESP 和 CRP）可能会升高，但比类风湿关节炎患者发生的概率低
- 可出现慢性疾病性贫血
- RF 和抗 CCP 通常为阴性，但 15% 的患者可为阳性
- *HLA-B27* 在脊柱炎症患者中更常见
- 关节穿刺一般为炎症性滑膜液，无晶体

影像学检查

受累关节的影像学表现包括软组织肿胀、关节间隙狭窄、半脱

位、侵蚀性改变和新骨形成（骨膜炎、融合）。与类风湿关节炎不同，银屑病关节炎更常见不对称性关节受累和远端指间关节改变。

严重的指间关节侵蚀性改变与邻近异位骨形成可导致"杯中铅笔"畸形。可见指骨的骨质丢失变细。

脊柱受累可见骶髂关节的改变（硬化、侵蚀、假性增宽、僵硬）和桥接的椎体韧带周围骨赘形成。

肌肉骨骼超声检查可用于评估附着点炎或关节炎。

MRI 有助于进一步评估骶髂关节和脊柱受累情况。

Rx 治疗

药物治疗

治疗药物的选择取决于临床表现的类型，并不是所有的药物对症状都有效。例如，附着点和脊柱受累的患者口服传统的改善病情药物如甲氨蝶呤或来氟米特则无效，但应用肿瘤坏死因子阻断剂（tumor necrosis factor blocking agents，TNFi）有效。

- NSAID 可用于治疗轻度或局部疾病
- 关节内皮质类固醇注射可作为累及关节的辅助治疗
- 一般应避免口服皮质类固醇，其会增加发展为红皮病性或脓疱性银屑病的风险
- 对于活动性外周关节疾病、急性期炎症反应物升高或有影像学改变的患者，应尽早考虑应用传统的 DMARD（如甲氨蝶呤、磺胺嘧啶和来氟米特），尽管支持其使用的证据有限
- 阿普斯特（Apremilast）是一种口服磷酸二酯酶 4（phosphodiesterase 4，PDE 4）抑制剂，安全性高，尤其适用于有多种合并症的患者。对附着点炎和指炎也有改善效果
- 对非生物性 DMARD 无反应的周围性关节炎患者，应考虑治疗方案的升级。目前已有 5 种 TNFi 被 FDA 批准用于治疗银屑病关节炎（依那西普、英夫利昔单抗、阿达单抗、戈利木单抗、赛妥珠单抗）。对 TNFi 耐药的患者，可以尝试二代 TNFi。如果仍未获得足够的效果，可以尝试不同作用机制的药物（IL-17i、IL-12/23 拮抗剂）
- 苏金单抗（Secukinumab）为 IL-17 抑制剂，被批准用于治疗银屑病、PsA 和强直性脊柱炎。礼来 Taltz（Ixekizumab）是一种抗 IL-17 单克隆抗体，也可用于治疗银屑病、PsA 和强直性

脊柱炎。布罗达单抗（Brodalumab）是一种抗 IL-17RA 的单克隆抗体，目前仅用于治疗银屑病。古塞库单抗（Guselkumab）是一种抗 IL-23 的抗体，也仅被批准用于银屑病

- 乌司奴单抗（Ustekinumab）是一种人类 IgG 单克隆抗体，可结合 IL-12 和 IL-23 的 p40 亚基，被批准用于治疗银屑病、PsA 和克罗恩病

- 阿巴西普（Abatacept，选择性 T 细胞共刺激调节剂）被批准用于治疗 PsA，但对银屑病的治疗效果有限，可有助于治疗周围性关节炎。口服 Janus 激酶抑制剂托法替尼（Tofacitinib）也被批准使用

- 对于对 NSAID 无反应且以脊柱受累为主的患者，可以尝试 TNFi 或 IL17i。对于附着点炎或指炎患者，可以考虑应用 TNFi、IL17i、IL12/23 拮抗剂和阿普斯特

转诊

风湿科、皮肤科。

 重点和注意事项

- 患者通常有银屑病或银屑病关节炎家族史
- 皮肤银屑病的严重程度和银屑病关节炎炎症的活动性可能不一致

推荐阅读

Gladman D et al: Tofacitinib for psoriatic arthritis in patients with an inadequate response to TNF inhibitors, *N Engl J Med* 377:1525-1536, 2017.

McInnes IB et al: Efficacy and safety of secukinumab, a fully human anti-interleukin-17A monoclonal antibody, in patients with moderate-to-severe psoriatic arthritis: a 24-week, randomised, double-blind, placebo-controlled, phase II proof-of-concept trial, *Ann Rheum Dis* 73(2):349-356, 2014.

McInnes IB et al: Efficacy and safety of ustekinumab in patients with active psoriatic arthritis: 1 year results of phase 3, multicenter, double-blind, placebo-controlled PSUMMIT 1 trial, *Lancet* 382:780-789, 2013.

McInnes IB et al: Secukinumab, a human anti-interleukin-17A monoclonal antibody, in patients with psoriatic arthritis (FUTURE2): a randomized, double-blind, placebo-controlled, phase 3 trial, *Lancet* 386(9999):1137-1146, 2015.

Mease PJ et al: Secukinumab in the treatment of psoriatic arthritis: efficacy and safety results through 3 years from the year 1 extension of the randomised phase III FUTURE 1 trial, *RMD Open* 4(2):e000723, 2018.

Mease PJ et al: Brodalumab, an anti-IL17RA monoclonal antibody in psoriatic arthritis, *N Engl J Med* 370:2295-2306, 2014.

Ritchlin CT et al: Psoriatic arthritis, *N Engl J Med* 376:957-970, 2017.

第 25 章 反应性关节炎（赖特综合征）
Reactive Arthritis（Reiter Syndrome）

Glenn G. Fort

李辉 译 魏建伟 审校

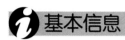 基本信息

定义

反应性关节炎是一种血清学阴性的脊椎关节病，这些炎症性关节炎中不存在血清类风湿因子。其典型的临床病程包括尿道炎、结膜炎和关节炎。汉斯·赖特是一名纳粹战犯，许多人认为这种疾病不应该再以他的名字来命名。反应性关节炎是一种不对称性多关节炎，主要累及下肢，并伴有以下 1 种或多种症状：

- 尿道炎
- 宫颈炎
- 痢疾
- 炎症性眼病
- 黏膜与皮肤病变

同义词

赖特病

血清学阴性的脊椎关节病

ICD-10CM 编码

M02.30 未指明部位的赖特病

流行病学和人口统计学

发病率（美国）： ≤ 50 岁男性的年发病率为 0.003 5%。

发病高峰年龄： 最常见于 20 ～ 29 岁。

好发性别： 男性。

好发年龄: 20 ~ 40 岁。

遗传学因素: 家族遗传倾向与 HLA-B27 密切相关（63% ~ 96%）。

体格检查和临床表现

- 多发性关节炎:
  1. 累及膝关节和踝关节
  2. 通常为不对称性
- 足跟疼痛和跟腱炎,特别是跟腱附着处
- 跖筋膜炎
- 大量积液
- 趾头炎,又称"香肠趾"
- 尿道炎
- 葡萄膜炎或结膜炎;葡萄膜炎如未予及时治疗,可发展为失明
- 脓溢性皮肤角化病、环状龟头炎:
  1. 足底（图 25-1）、足趾、阴茎（图 25-2）、手等部位出现过度角化性病变

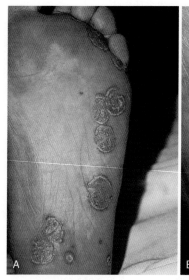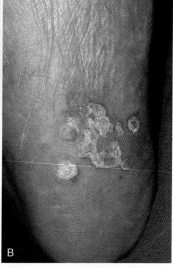

图 25-1　Reiter 综合征。A 和 B 图为足底皮损的示例;这些环形皮损是脓溢性皮肤角化病的典型表现。[From White GM, Cox NH（eds）: Diseases of the skin: a color atlas and text, ed 2, St Louis, 2006, Mosby.]

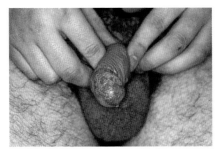

图 25-2 Reiter 综合征。环状龟头炎伴尿道分泌物。[Courtesy Dr. B. Stanley. From White GM，Cox NH（eds）：Diseases of the skin：a color atlas and text，ed 2，St Louis，2006，Mosby.]

  2. 类银屑病
- 主动脉瓣反流，与强直性脊柱炎相似

病因学

- 痢疾暴发后的流行性赖特综合征报道较多
- 遗传易感的 HLA-B27 个体在感染以下病原体后，有发展成反应性关节炎的风险：
  1. 沙门菌
  2. 志贺菌
  3. 小肠结肠炎耶尔森菌
  4. 沙眼衣原体
- HIV 感染可引起与反应性关节炎无法鉴别的症候群

Dx 诊断

鉴别诊断

- 强直性脊柱炎
- 银屑病关节炎
- 类风湿性关节炎
- 淋球菌性关节炎-腱鞘炎
- 风湿热
- 血清病
- 痛风

- 慢性皮肤黏膜念珠菌病

评估

- 受累关节 X 线检查
- 滑液检查和培养
- 眼和皮肤的详细检查
- 淋球菌培养（尿道、宫颈、粪便）

实验室检查

- ESR 升高（非特异性）
- 无特异性实验室检查来诊断反应性关节炎
- HLA-B27 检测不能作为诊断工具，因为只有 30%～50% 的患者呈阳性

影像学检查

X 线平片：

- 受累关节近关节骨量减少
- 晚期可见侵蚀和关节间隙狭窄
- 跟腱和跖筋膜处的骨膜炎和反应性新骨形成
- 骶髂关节炎：
  1. 单侧或双侧发病
  2. 与强直性脊柱炎导致的骶髂关节炎难以区别
- 椎体骨桥骨赘

℞ 治疗

非药物治疗

物理治疗维持脊柱及其他关节活动范围。

急性期治疗

- 急性发作期可使用 NSAID 如吲哚美辛（25～50 mg 口服，每日 3 次）。难治性病例可用甲氨蝶呤或英夫利昔单抗治疗
- 黏膜皮损在外观上呈自限性，可通过皮质类固醇局部用药消除。阿维 A 酸或环孢素可用于治疗难治性皮损
- 肠道或尿路感染应使用合适的抗生素进行治疗
- 应在眼科医生的指导下使用类固醇滴眼液治疗葡萄膜炎

- 跟腱炎和跖筋膜炎应通过注射甲泼尼龙治疗（40 ～ 80 mg）
- 柳氮磺吡啶（500 ～ 1000 mg 口服，每日 2 次，至最大剂量为 3 g/d）可能有效
- 密切监测以下情况是必要的：
  1. 胃肠道毒性
  2. 超敏反应
  3. 骨髓抑制
- 在咨询风湿病专家后，可使用细胞毒性药物（甲氨蝶呤、硫唑嘌呤）治疗持续性和难以控制的病例
- 肿瘤坏死因子 α 抑制剂在治疗中的作用正在研究中，伊那西普（使用 6 个月）或英夫利昔单抗等药物已经在小型研究中被证明是有效的

长期管理

慢性期应由风湿病医师、其他有经验的内科医师和物理治疗师多学科协作处理。

预后

- 即使接受治疗，复发也很常见
- 长期后遗症：
  1. 永久性多关节炎
  2. 慢性背痛
  3. 足跟疼痛
  4. 进展性虹膜睫状体炎
  5. 主动脉瓣反流

转诊

- 如果怀疑葡萄膜炎，请转诊至眼科医生处就诊
- 如果使用 NSAID 一个疗程后，关节炎和肌腱炎未迅速改善，请转诊至风湿病专家处就诊

 重点和注意事项

专家点评

- HIV 感染与反应性关节炎的危重病例相关

- 建议行 HIV 检测，特别是存在危险因素时，如无保护的性行为或静脉注射吸毒
- 对于衣原体引发的关节炎，抗生素似乎是有效的；但抗生素在由肠道病原体引发的关节炎中的作用尚不清楚

推荐阅读

Flagg SD et al: Decreased pain and synovial inflammation after etanercept therapy in patients with reactive and undifferentiated arthritis: an open-label trial, *Arthritis Rheum* 53:613, 2005.

Hannu T: Reactive arthritis, *Best Pract Res Clin Rheumatol* 25(3):347-357, 2011.

Honda K et al: Reactive arthritis caused by Yersinia enterocolitica enteritis, *Intern Med* 56:1239–1242, 2017.

Schmitt SK: Reactive arthritis., *Infect Dis Clin North Am* 31:265-277, 2017.

Selmi C, Gershwin ME: Diagnosis and classification of reactive arthritis, *Autoimmun Rev* 13:546-549, 2014.

第 26 章 肉芽肿性关节炎
Granulomatous Arthritis

Glenn G. Fort

任晓磊 译 刘侥 审校

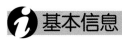 基本信息

定义

肉芽肿性关节炎的原型是结核性关节炎。非典型分枝杆菌感染、结节病和孢子丝菌病可引起滑膜肉芽肿性病变，但这些病例并不常见。

同义词

结核性关节炎

波特病

ICD-10CM 编码

M01.1 结核性关节炎（A18.0＋）

M01.6 真菌性关节炎（B35-B49＋）

M01.8 其他病原体感染和寄生虫病引起的关节炎

M00.9 未指明的化脓性关节炎

流行病学和人口统计学

发病高峰： 无季节易感性。

患病率（美国）： 未知。

好发性别： 男性发病率与女性无差异。

好发年龄： 儿童期少见。

体格检查和临床表现

- 通常无全身症状（发热和体重减轻）
- 可能没有肺结核（tuberculosis，TB）的临床症状或影像学证据
- 脊柱感染最常发生于胸椎或上腰椎区域，背痛是最常见的症状
- 可能出现局部肌肉痉挛

- 疾病晚期脊髓压迫可导致脊柱后凸和神经系统症状
- 周围关节慢性单关节炎
- 85% 的患者累及单关节
- 疼痛、肿胀、活动受限和关节僵硬不及急性细菌性关节炎剧烈；可能会逐月或逐年出现症状
- 更多见于发展中国家、老年患者和血液透析患者

病因学

- 病原体从远处感染部位血行性传播或通过骨直接传播
- 最常见的受累部位：脊柱占 50%；其次为大关节（膝关节、髋关节）
- 原发性感染始于肺部，并向高级别血管滑膜扩散
- 结核性骨髓炎常累及邻近关节
- 在周围关节，滑膜中的肉芽肿反应会导致关节积液并最终破坏软骨下骨
- 在脊柱，椎间盘感染可扩散至邻近椎骨
- 椎骨骨髓炎可导致塌陷、脊柱后凸或长头畸形，可能出现椎旁"冷"脓肿

DX 诊断

鉴别诊断

- 结节病
- 真菌性关节炎
- 转移癌
- 原发性或转移性滑膜肿瘤

评估

- 需要高度警惕
- 金标准：滑膜活检和细菌培养，包括抗酸杆菌和真菌
- 在等待活检时进行关节穿刺和滑膜液培养
- 20% 的病例为滑液抗酸杆菌涂片阳性；培养阳性率为 80%
- 滑膜液蛋白升高，葡萄糖浓度低
- 滑膜液白细胞计数变异性大，但通常为（10 000～20 000）/mm^3；可能以多形核粒细胞为主

- 结核菌素皮试通常呈阳性，提示结核分枝杆菌暴露，但不一定是疾病活动期。干扰素 γ 释放测定也可检测是否暴露于结核分枝杆菌，但不能检测疾病活动性（QuantiFERON TB Gold 试验、结核 T-Spot 试验）
- 老年患者或晚期疾病患者呈无反应性
- 在脊柱感染中，经皮穿刺或切开活检可获得准确的脑脊液数据

实验室检查

外周血白细胞计数和 ESR 升高，但无特异性。

影像学检查

- 受累关节 X 线平片
  1. 典型表现为骨质破坏，很少有新骨形成
  2. 感染早期可出现骨量减少和软组织肿胀
  3. 随后可出现关节边缘侵蚀
  4. 在脊柱，椎间盘间隙狭窄，椎体塌陷（楔状），导致特征性后凸
- CT：有助于脊柱感染的早期诊断和椎管旁脓肿的识别
- 锝镓闪烁扫描：结果可能为阳性，但不能与炎症或骨关节炎区分

(Rx) 治疗

非药物治疗

鼓励加强受累关节的活动锻炼，以防止关节挛缩。

常规治疗

- 联合化疗
  1. 如果疑诊敏感结核分枝杆菌感染，予以异烟肼 5 mg/（kg·d）（最大剂量为 300 mg/d）和利福平 10 mg/（kg·d）（最大剂量为 600 mg/d）至少 6 个月，至少在前 2 个月应用吡嗪酰胺 15 ～ 30 mg/（kg·d）（最大剂量为 2 g/d）和乙胺丁醇 15 ～ 25 mg/（kg·d），应用至有药物敏感试验结果为止
  2. 大多数患者单纯进行化疗效果良好
  3. 如果脊髓受压引起神经系统改变，紧急手术治疗是必要的

- 手术清创用于广泛侵犯骨骼的病例

长期管理

对于长期且病变累及广泛的病例，可对负重关节行关节融合术。

预后

如果不及时治疗会导致关节软骨损伤和软骨下骨破坏。

转诊

- 推荐至有结核病管理经验的医生处就诊
- 如果怀疑结核病原菌有耐药性或已有耐药性记录，可向感染病专家咨询
- 如怀疑有神经系统功能障碍，可请神经外科和（或）骨科相关领域专家会诊

 重点和注意事项

专家点评

随着美国结核病发病率的降低，在过去的 10 年里，结核性关节炎和骨髓炎的发病率也随之降低。然而，由于接受肿瘤坏死因子 α 治疗的患者增加，伴有非结核分枝杆菌（如鸟分枝杆菌）的肉芽肿性疾病也增加。

相关内容

粟粒性肺结核（相关重点专题）

肺结核（相关重点专题）

推荐阅读

Hogan JI et al: Mycobacterial musculoskeletal infections, *Infect Dis Clin North Am* 31:369-382, 2017.

第 27 章　骨关节炎
Osteoarthritis

Deepan S. Dalal

黄添隆　译　李辉　审校

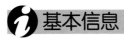 基本信息

定义

骨关节炎（osteoarthritis，OA）是一种表现为关节损伤修复失败的进展性疾病，是累及关节软骨、软骨下骨、韧带、半月板、关节周围肌肉、周围神经和滑膜的复杂疾病。该病开始于关节软骨的"微裂"，随后软骨、滑膜和其他关节结构逐渐出现炎症级联反应。症状包括疼痛、僵硬和功能障碍，以及由此引起的健康相关生活质量的下降。骨关节炎可导致沉重的经济负担（占美国 GDP 的 2.5%），是服用镇痛药和关节置换手术的主要原因。美国风湿病学会骨关节炎分类标准见表 27-1。

同义词

退行性关节病（degenerative joint disease，DJD）

DJD

关节病

ICD-10CM 编码

M15.1　Heberden 结节（伴关节病）

M15.2　Bouchard 结节（伴关节病）

M15.3　继发性多发性关节炎

M15.4　糜烂性骨关节炎

M15.8　其他多发性骨关节炎

M15.9　未指明部位的多关节病

M17　膝关节病

M18　第一掌骨关节病

M19　其他关节病

M19.8　其他特定关节病

M19.9　未指明部位的关节病

表 27-1　美国风湿病学会骨关节炎分类标准

髋关节	膝关节（临床标准）	手
髋关节疼痛并伴有以下症状中的 2 种： 1. ESR < 20 mm/h 2. X 线可见髋关节间隙变窄 3. X 线可见骨赘形成	膝关节疼痛并伴有以下症状中的 5 种： 1. 年龄 > 50 岁 2. 晨僵时间 < 30 min 3. 活动时有关节研磨感 4. 骨质增生 5. 局部压痛 6. 无滑膜发热反应	手关节疼痛、酸痛和僵硬并伴有以下症状中的 3 种： 1. 小于 3 个 MCP 关节肿胀 2. ≥ 2 个 DIP 关节骨性肥大 3. 以下关节中 > 2 个关节的骨性肥大：第二和第三指 DIP 关节、第二和第三指 PIP 关节、两个 CMC 关节 4. 以下关节中 ≥ 1 个关节畸形：第二和第三指 DIP 关节、第二和第三指 PIP 关节、两个 CMC 关节

CMC，腕掌；DIP，远端指间；ESR，红细胞沉降率；MCP，掌指；PIP，近端指间
Modified from（1）Altman R et al：The American College of Rheumatology criteria for the classification and reporting of osteoarthritis of the hand，Arthritis Rheum 33：1601-1610，1990；（2）Altman R et al：The American College of Rheumatology criteria for the classification and reporting of osteoarthritis of the hip，Arthritis Rheum 34：505-514，1991；（3）Altman R et al：Development of criteria for the classification and reporting of osteoarthritis. Classification of osteoarthritis of the knee，Arthritis Rheum 29：1039-1049，1986. In：Fillit HM：Brocklehurst's textbook of geriatric medicine and gerontology, ed 8, Philadelphia, 2017, Elsevier.

流行病学和人口统计学

患病率：美国有超过 3000 万人患骨关节炎，60 岁以上的男性患病率为 10%，60 岁以上的女性患病率为 18%。

好发性别：50 岁以下几乎没有性别差异。50 岁以上的女性发病率比男性高。

好发年龄：50 岁以上更常见，但 30 岁也可能出现骨关节炎。

遗传学因素：对全身性骨关节炎女性患者进行的双胞胎研究发现，遗传率为 39% ～ 65%，同卵双胞胎的共患率为 0.64。在全基因组关联研究中，已经确定了 11 个候选基因位点，但它们的效应量都非常小。

危险因素：骨关节炎被认为主要是一种机械性非炎症性关节炎（图 27-1）。骨关节炎是敏感关节受到不利生物力学作用的结果（图 27-2）。危险因素包括局部和全身性。局部或生物力学因素包括肥胖（关节软骨的负荷增加）、关节周围力学环境（包括扁平足、膝内翻和外翻畸形、关节本体感觉）、关节过度运动 / 相关职业（高强度跑

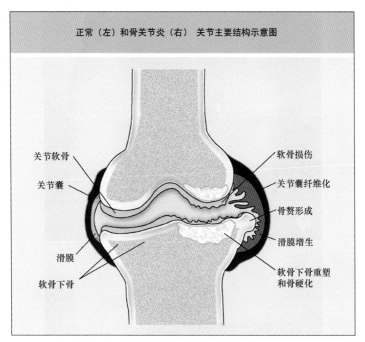

图 27-1　在骨关节炎中，关节软骨明显变薄甚至缺损，软骨下骨硬化，关节囊增厚，滑膜明显增生。（Courtesy of E. Bartnik，Frankfurt，Germany. In Hochberg MC：Rheumatology，ed 7，Philadelphia，2019，Elsevier.）

步诱发膝关节骨关节炎、纺织工人发生手部骨关节炎）、肌无力（股四头肌无力诱发膝关节骨关节炎）。股骨髋臼撞击和肢体不等长等肢体畸形均可导致进展至终末期骨关节炎。全身性危险因素包括：①营养因素：如抗氧化剂和维生素 D 缺乏、激素水平、骨密度高。②遗传学因素：被评估的候选基因包括 IGF-1 基因、软骨寡聚蛋白基因、维生素 D 受体基因。目前没有确切的证据表明通过补充维生素 D、抗氧化剂或雌激素可以预防疾病或减缓疾病进展。肥胖可通过全身性脂肪因子而增加骨关节炎的易感性。

体格检查和临床表现

- 大多数患者的症状相似：活动性疼痛、关节僵硬（一般持续时间短暂，晨僵持续时间小于 30 min）、关节骨擦音
- 关节功能丧失（如手部骨关节炎患者失去原有的灵活性，可伴或不伴明显疼痛）

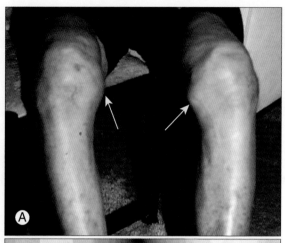

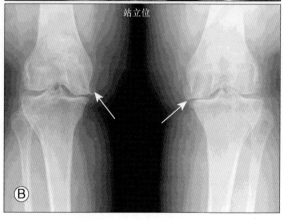

图 27-2 膝关节骨关节炎（OA）。A. 体格检查可见内侧关节边缘由骨赘导致的骨性突起（箭头）。**B.** 内侧骨赘的 X 线表现（箭头）。此外，膝关节 OA 的特征性影像学表现是关节间隙不对称性变窄；图示内侧间隙（与箭头相邻）比外侧间隙更窄。（From Hochberg MC：Rheumatology，ed 7，Philadelphia，2019，Elsevier.）

- 关节压痛（图 27-3）、肿胀
- 在正常活动范围内活动时出现关节骨擦音和疼痛
- Bouchard 和 Heberden 结节分别为手部近指间关节和远指间关节的骨性增大（图 27-4）

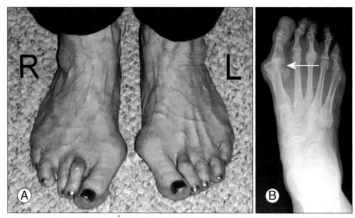

图 27-3 A. 足部的跖趾（MTP）骨关节炎和指间骨关节炎（OA）。第一 MTP 关节（箭头）双侧增大，指骨（拇指）内侧半脱位，横韧带松弛，第五 MTP 关节内侧半脱位伴骨性增大（小趾囊炎）。B. 第一 MTP 关节 OA 合并拇囊炎的 X 线表现（箭头）。（From Hochberg MC：Rheumatology，ed 7，Philadelphia，2019，Elsevier.）

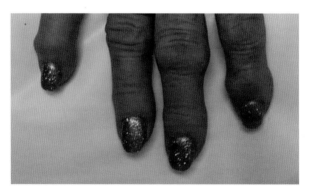

图 27-4 原发性结节性骨关节炎患者手指的 **Heberden** 结节和 **Bouchard** 结节。（Heberden 结节：远端指间关节后侧肿胀。Bouchard 结节：近端指间关节后侧肿胀。）（From Fillit HM：Brocklehurst's textbook of geriatric medicine and gerontology，ed 8，Philadelphia，2017，Elsevier.）

病因学

　　骨关节炎大多数为原发性或特发性，可累及单关节、少关节或多关节。继发性骨关节炎常有创伤、力学异常或先天性疾病等相关因素。骨关节炎的危险因素见表 27-2。炎症性关节炎、晶体沉积病、代谢紊乱、骨 Paget 疾病和骨坏死也可能是继发性骨关节炎的原因。

表 27-2 骨关节炎的危险因素

项目	自身因素	环境因素
遗传因素	髋关节和膝关节骨关节炎具有家族聚集性	生物力学： 反复慢性应力和生物力学异常可能产生过度关节应力，导致骨关节炎 偏瘫患者患侧肢体骨关节炎发生率降低，健侧肢体骨关节炎发生率增高 使用筷子可能导致手骨关节炎发病率增加，尤其是拇指 IP 关节、第二和第三 MCP 关节、PIP 关节
年龄	最强的危险因素	创伤：关节损伤，如脱位、骨折、韧带断裂和半月板撕裂
性别	女性的年龄相关性最强：可能受激素影响 手部骨关节炎在更年期女性中发病率最高	
激素	存在争议 更年期女性手部骨关节炎发病率最高；但 Chingford 和 Framingham 研究表明雌激素具有保护作用	
骨密度	部分部位的骨密度与骨关节炎发生率呈负相关	
BMI	肥胖与膝部骨关节炎的发病率密切相关，手部骨关节炎可能与生物力学因素有关	
关节对线	膝内翻畸形和韧带损伤后膝内翻/外翻不稳定都与进行性骨关节炎有关 发育问题可导致关节生物力学改变，如先天性发育不良	

BMI，体重指数；IP，指间；MCP，掌指；PIP，近端指间
Modified from Fillit HM：Brocklehurst's textbook of geriatric medicine and gerontology，ed 8，Philadelphia，2017，Elsevier.

Dx 诊断

鉴别诊断

- 滑囊炎、肌腱炎
- 晶体关节病，如焦磷酸钙关节病
- 炎症性关节炎，如类风湿关节炎（图 27-5）、血清阴性关节炎

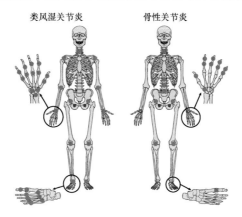

图 27-5　两种最常见关节炎的受累关节分布情况：类风湿关节炎和骨关节炎。阴影圆圈显示累的关节区域。（From Goldman L，Schafer AI：Goldman's Cecil medicine，ed 24，Philadelphia，2012，WB Saunders.）

评估

- 目前没有针对骨关节炎的特异性实验室检查，实验室检查对于诊断骨关节炎并非必需
- 若病史提示有炎症反应，需要进行类风湿因子、ESR、血常规和抗核抗体检测；以上检查结果在骨关节炎患者中通常是正常的
- 肿胀关节行关节穿刺术：骨关节炎的关节液为透明、黏稠的液体，关节液常规显示白细胞计数正常，提示非炎症改变

影像学检查

- 首先对受累关节拍摄 X 线平片，X 线平片通常具有很高的诊断价值
- X 线评估（图 27-6）显示：

1. 关节间隙狭窄（图 27-7）
2. 软骨下硬化
3. 骨赘

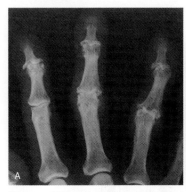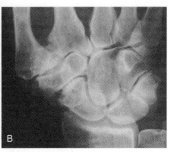

图 27-6　骨关节炎（退行性关节疾病）。**A**. 原发性手指骨关节炎的特征是软骨丢失、偏斜和近端指间关节骨刺（Bouchard 结节）和远端指间关节骨刺（Heberden 结节）。**B**. 原发性腕骨骨关节炎表现为特征性桡侧受累，伴软骨丢失、软骨下硬化和从第一掌骨底部到舟状骨远端关节面的细小骨刺形成。（From Grainger RG，Allison D：Grainger & Allison's diagnostic radiology：A textbook of medical imaging，ed 4，London，2001，Churchill Livingstone.）

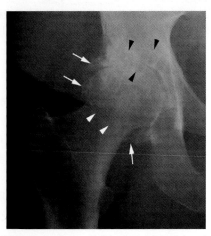

图 27-7　严重髋关节骨关节炎。关节间隙不对称性狭窄，本例患者累及上方关节面（最常见的髋关节受累模式）。可见软骨下囊肿形成（黑色箭头）和骨赘形成（白色箭头）。骨赘在股骨头与股骨颈交界处形成一圈，并叠加在股骨颈上，以硬化线（白色短箭头）的形式出现，经常被误认为是骨折线。（From Adam A et al：Grainger and Allison's diagnostic radiology，ed 6，2015，Elsevier. In Grant LA：Grainger & Allison's diagnostic radiology essentials，ed 2，2019，Elsevier.）

- MRI（图 27-8）可以发现早期骨关节炎改变和其他疼痛来源，如滑膜增厚、积液、骨髓水肿、骨磨损和关节周围病变
- 肌肉骨骼超声（musculoskeletal ultrasound，MSKUS）是识别关节损伤、骨赘形成、积液和滑膜增生的替代方法

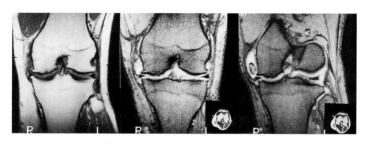

图 27-8　骨关节炎。磁共振图像显示膝关节退行性改变伴有积液、内侧半月板丢失、边缘骨赘形成，关节内侧有一个大的游离体。（From Sutton D：Textbook of radiology and imaging，ed 7，1998，Churchill Livingstone. In Grant，LA：Grainger & Allison's diagnostic radiology essentials，ed 2，2019，Elsevier.）

℞ 治疗

- 联合运用药物治疗和非药物治疗（图 27-9）可获得最佳治疗效果
- 健康宣教和心理干预

非药物治疗

手部骨关节炎：

- 关节保护技术
- 辅助装置
- 热敷
- 梯形掌骨夹板

髋关节和膝关节骨关节炎：

- 对于超重患者，最关键的建议是减重
- 研究表明，每天步行超过 10 000 步可以预防骨关节炎；也有研究表明每天低于 6000 步有利于预防骨关节炎，提示存在剂量-效应曲线
- 物理治疗包括加强闭链的股四头肌锻炼、有氧运动、水上运动和抗阻锻炼

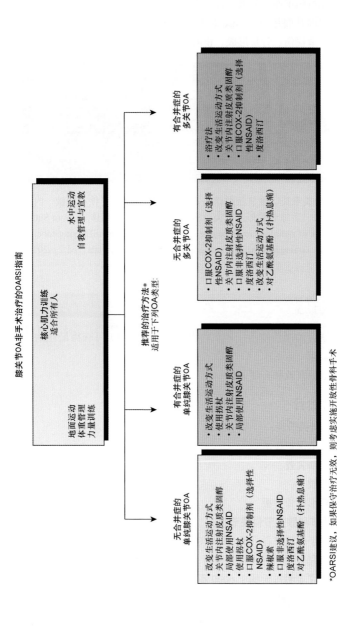

图 27-9 治疗方案总结。COX-2，环氧合酶-2；NSAID，非甾体抗炎药；OA，骨关节炎；OARSI，国际骨关节炎研究学会。（From McAlindon TE et al: OARSI guidelines for the non-surgical management of knee osteoarthritis, Osteoarthritis Cartilage 22：363-388，2014.）

- 内侧楔形鞋垫用于膝外翻，外侧鞋垫用于膝内翻
- 髌骨周围肌效贴
- 各种膝关节支具
- 辅助装置，如拐杖或助行器
- 热敷
- 太极

急性期治疗 / 药物治疗

- 热敷或冷敷
- 局部使用辣椒素或 NSAID（双氯芬酸凝胶）
- 美国风湿病学会或欧洲风湿病联盟不再将口服对乙酰氨基酚作为一线镇痛药。但是，考虑到它的相对安全性，可以使用对乙酰氨基酚治疗轻度疼痛
- 口服 NSAID 是治疗骨关节炎的一线镇痛药。必须考虑 NSAID 的不良反应，包括消化道出血、心血管毒性和肾毒性等。所有 NSAID 都会增加心肌梗死的风险。外用 NSAID 比口服 NSAID 更安全
- 如果初始治疗失败，可以使用度洛西汀
- 包括曲马多在内的阿片类镇痛药仅推荐用于其他治疗无效的严重疼痛
- 受累关节进行关节穿刺后在关节腔内注射类固醇可以在短期内缓解症状
- 氨基葡萄糖和软骨素等营养补充剂的疗效不明确。尽管近期有研究表明，物理治疗联合硫酸氨基葡萄糖对患者有利，但大多数试验表明硫酸氨基葡萄糖和盐酸氨基葡萄糖均不能减轻膝关节或髋关节骨关节炎的疼痛[①]
- 关节内注射透明质酸的疗效存在争议。在改善膝关节退行性关节病患者的疼痛和功能方面，大多数试验结果表明注射透明质酸组患者的症状只比空白对照组略有改善。阳性试验结果还有可能受到制药行业的影响

---

① Gregori D et al：Association of pharmacological treatments with long-term pain control in patients with knee osteoarthritis：a systematic review and meta-analysis，JAMA 320：2564-2579，2018.

预后

骨关节炎的进展并非不可避免，预后取决于疾病的部位和程度。寻找骨关节炎疼痛的其他治疗靶点是当前的研究热点。

转诊

非药物和药物治疗无效的患者可转至骨科相关领域专家处进行手术治疗。可转至风湿科进行局部注射药物治疗。

 重点和注意事项

专家点评

手术治疗对退行性关节疾病有相应的疗效。关节置换术、关节融合术和截骨术是最常用的手术方式。关节镜下膝关节清创术的价值存在争议。在需要进行髋关节置换术的患者中，表面髋关节置换术（股骨头表面加盖，股骨颈被保留）在年轻患者中越来越常用，因为它可以使髋关节活动度更佳，在必要时后期很容易转换为全髋关节置换术。

推荐阅读

Bannuru RR et al: Comparative effectiveness of pharmacologic interventions for knee osteoarthritis, *Ann Intern Med* 162:46-54, 2015.

Costa ML et al: Total hip arthroplasty versus resurfacing arthroplasty in the treatment of patients with arthritis of the hip joint: single centre, parallel group, assessor blinded, randomized controlled trial, *BMJ* 344:e1247, 2012.

Dorleijn DMJ: Intramuscular glucocorticoid injection versus placebo injection in hip osteoarthritis: a 12-week blinded randomised controlled trial, *Ann Rheum Dis* 77(6):875-882, 2018.

Glyn-Jones S, Palmer AJ, et al: Osteoarthritis, *Lancet* 386(9991):376-387, 2015.

Hochberg MC et al: American College of Rheumatology 2012 recommendations for the use of nonpharmacologic and pharmacologic therapies in osteoarthritis of the hand, hip, and knee, *Arthritis Care Res* 64:465-474, 2012.

Hunter DJ: Viscosupplementation for osteoarthritis of the knee, *N Engl J Med* 372:1040-1047, 2015.

Jevsevar D et al: Viscosupplementation for osteoarthritis of the knee: a systematic review of the evidence, *J Bone Joint Surg Am* 97(24):2047-2060, 2015.

Kingsbury SR et al: Hydroxychloroquine effectiveness in reducing symptoms of hand osteoarthritis (HERO): study protocol for a randomized controlled trial, *Trials* 14:64, 2013.

McAlindon TE et al: OARSI guidelines for the non-surgical management of knee osteoarthritis, *Osteoarthritis Cartilage* 22(3):363-388, 2014.

Moskowitz RW: The 2012 ACR guidelines for osteoarthritis: not a cookbook, *Cleve Clin J Med* 80:26, 2013.

Schimizu M et al: Clinical and biochemical characteristics after intra-articular injection for the treatment of osteoarthritis of the knee: prospective randomized study of sodium hyaluronate and corticosteroid, *J Orthop Sci* 15:51, 2010.

Wallace IJ et al: Knee osteoarthritis has doubled in prevalence since the mid-20th century, *Proc Natl Acad Sci U S A* 114(35):9332-9336, 2017.

Wang C et al: Comparative effectiveness of tai chi versus physical therapy for knee osteoarthritis: a randomized trial, *Ann Intern Med* 165(2):77-86, 2016.

Wu D et al: Efficacies of different preparations of glucosamine for the treatment of osteoarthritis: a meta-analysis of randomized, double-blind, placebo-controlled trials, *Int J Clin Pract* 67:585-594, 2013.

第28章　剥脱性骨软骨炎
Osteochondritis Dissecans

Edward J. Testa，Andrew P. Thome

王俊杰　译　毛敏之　审校

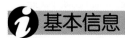 基本信息

定义

　　剥脱性骨软骨炎（osteochondritis dissecans，OCD）是儿童和青年人群中关节疼痛和功能障碍的常见病因。其病理学表现为局部软骨下骨破坏和软骨破裂。OCD可分为青少年型（骨骼不成熟型）和成人型（骨骼成熟型）两种亚型。若未及时治疗，OCD可导致关节游离体形成，并使患者更易在早期发展为骨关节炎。

同义词

　　骨软骨炎

ICD-10CM 编码

M93.20　未指明部位的剥脱性骨软骨炎

M93.211　右侧肩关节剥脱性骨软骨炎

M93.212　左侧肩关节剥脱性骨软骨炎

M93.219　未指明左右侧的肩关节剥脱性骨软骨炎

M93.221　右侧肘关节剥脱性骨软骨炎

M93.222　左侧肘关节剥脱性骨软骨炎

M93.229　未指明左右侧的肘关节剥脱性骨软骨炎

M93.231　右侧腕关节剥脱性骨软骨炎

M93.232　左侧腕关节剥脱性骨软骨炎

M93.239　未指明左右侧的腕关节剥脱性骨软骨炎

M93.241　右侧手部关节剥脱性骨软骨炎

M93.242　左侧手部关节剥脱性骨软骨炎

M93.249　未指明左右侧的手部关节剥脱性骨软骨炎

M93.251　右侧髋关节剥脱性骨软骨炎

M93.252　左侧髋关节剥脱性骨软骨炎

M93.259	未指明左右侧的髋关节剥脱性骨软骨炎
M93.261	右侧膝关节剥脱性骨软骨炎
M93.262	左侧膝关节剥脱性骨软骨炎
M93.269	未指明左右侧的膝关节剥脱性骨软骨炎
M93.271	右侧踝关节及足部关节剥脱性骨软骨炎
M93.272	左侧踝关节及足部关节剥脱性骨软骨炎
M93.279	未指明左右侧的踝关节及足部关节剥脱性骨软骨炎
M93.28	其他部位剥脱性骨软骨炎
M93.29	多部位剥脱性骨软骨炎

流行病学和人口统计学

发病高峰人群： 青少年人群。

患病率：（15 ～ 29）/100 000。

好发性别： 男女性比例为（2 ～ 4）∶1。

好发年龄： 10 ～ 20 岁。

遗传学因素： 虽然越来越多的研究表明 OCD 受遗传学因素影响，但遗传学机制在很大程度上仍然是未知的。

危险因素： 反复微创伤、年轻运动员。

体格检查和临床表现

- OCD 最常见于膝关节（75%），其次是肘关节（6%）和踝关节（4%），其他关节约占 15%
- 常见发病部位为股骨内侧髁（图 28-1）、肱骨小头和距骨

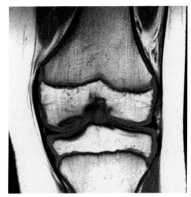

图 28-1　剥脱性骨软骨炎（OCD）。 OCD 患者股骨内侧髁的冠状面 MRI。（From Frontera WR：Clinical sports medicine：medical management and rehabilitation，Philadelphia，2006，Saunders.）

- 临床表现多样，且缺乏特异性。早期病变可导致局部关节活动性疼痛
- 随着病情的进展，可能会出现关节僵硬和间歇性肿胀
- 膝关节活动度通常不受影响
- 若病变组织脱落形成关节游离体，可造成关节交锁
- 体格检查可发现病变部位的压痛，有时可出现骨擦音
- 当膝关节受累时，可导致 Wilson 征阳性（膝关节伸展和内旋疼痛）。慢性病例可见减痛步态和跛行
- 极少数病例无症状

病因学和病理生理学

- OCD 的确切病因仍不清楚，但目前提出的可能病因包括机械性、炎症性、遗传性和血管性因素。普遍认为，反复微创伤是 OCD 的最常见病因。OCD 的病理生理过程从骨损伤开始，导致局部血管化，随后的缺损修复会导致骨坏死，进而造成坏死骨表面的软骨下骨和软骨脱离。鉴于众多理论，OCD 的病因可能是多因素的
- OCD 常见于儿童和青少年，更常见于反复受伤和长期运动的人群

Dx 诊断

鉴别诊断

- 膝关节：半月板撕裂、髌股关节疼痛综合征、内侧滑膜皱襞综合征、应力性骨折
- 肘关节：Panner 病（肱骨小头骨软骨病）、棒球肘、肱骨外上髁撕脱骨折、肱骨外上髁炎
- 踝关节：踝关节扭伤、疼痛性距后三角骨、跗骨桥

影像学检查

- 初筛首选 X 线检查，包括负重片和"隧道片"，即在膝关节屈曲 10°～50° 时摄片
- 早期的小病变在 X 线片上可无异常，或仅显示为软骨下骨密度轻微升高
- 软骨下骨碎片周围出现 1 条透亮的新月形线是确诊 OCD 的

X 线表现（图 28-2）。X 线平片显示病变周围硬化是预后不良的标志

- MRI（图 28-1）是最敏感的影像学检查（敏感性为 91% ～ 96%），MRI 有助于在 X 线片表现正常的有症状患者中诊断 OCD
- 增强 MRI 可用于评估病变区域的血供，以评估病变的稳定性

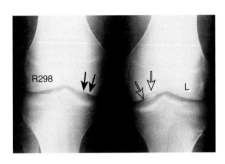

图 28-2　患者 17 岁，网球运动员，双侧不对称性剥脱性骨软骨炎，右侧病变愈合（黑色箭头）和左侧病变未愈合且不稳定（空心箭头）。［From DeLee D，Drez D（eds）：DeLee and Drez's orthopaedic sports medicine，ed 2，Philadelphia，2003，Saunders.］

Rx 治疗

常规治疗

- 保守治疗：适用于没有关节游离体的青少年 OCD 患者，以及有小而稳定的碎片或无症状的成年患者
- 制动、避免负重 4 ～ 6 周。病变开始愈合即可进行物理治疗
- 手术治疗：适用于有关节游离体或保守治疗 4 ～ 6 个月后症状仍不能改善的青少年患者，以及有症状的成年患者

处理及预后

- 早期应积极随访，每 2 周 1 次
- 制动期间每 6 周进行 1 次 X 线复查
- 患者无疼痛且关节活动范围完全恢复时即可尝试恢复日常活动，这通常需要 3 ～ 6 个月的时间
- 一旦病变完全愈合，关节功能通常可恢复正常

- 对于骨骼发育不完全的儿童患者，如果病变区域小，则完全愈合率较高（95%），但在有较大病变区域的成年患者中，完全愈合率较低（50%）

转诊

- 对于大多数有症状的儿童和成年患者，建议骨科相关领域专家会诊以评估 OCD 的分期和治疗方案
- 手术方式包括关节镜下软骨下钻孔、克氏针固定不稳定碎片、同种异体骨软骨移植、自体软骨细胞移植等，对于严重病例，可以采用人工关节置换术

 重点和注意事项

专家点评

- 虽然 OCD 的名称似乎提示了该病为炎症性疾病，但缺血和软骨下骨损伤才是 OCD 可能性最大的病因。骨软骨损伤或剥脱性骨软骨病可能是该类疾病更合适的名称
- 该病多为双侧发病，特别是膝关节双侧发病，常提示存在内分泌或遗传因素
- 年轻 OCD 患者的预后良好，骨骺未闭患者保守治疗的成功率较高
- 对于常规治疗无效的脚踝"扭伤"，应考虑是否存在该病

推荐阅读

Masquijo J, Kothari A: Juvenile osteochondritis dissecans (JOCD) of the knee: Current concepts review, *EFFORT Open Rev* 4(5):201-212, 2019, https://doi.org/10.1302/2058-5241.4180079.

Andriolo L et al: Osteochondritis dissecans of the knee: etiology and pathogenetic mechanisms, *A systematic review, Cartilage* 1:19, 2018.

Edmonds EW, Polousky J: A review of knowledge in osteochondritis dissecans: 123 years of minimal evolution from König to the ROCK Study Group, *Clin Orthop Rel Res* 471:1118-1126, 2012.

Harris SS et al: *Care of the young athlete*, Elk Grove Village, IL, 2017, American Academy of Orthopaedic Surgeons.

Heyworth BE, Kocher MS: Osteochondritis dissecans of the knee, *JBJS Reviews* 3(7), 2015.

第 29 章　骨坏死
Osteonecrosis

Fred F. Ferri

任晓磊　译　刘傥　审校

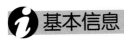 基本信息

定义

骨坏死又称缺血性骨坏死（avascular necrosis，AVN），是由于血液供应不足引起的缺血性骨坏死。它不是一种特定的疾病形式，而是能够影响股骨头和其他部位血供的多种疾病的最终共同途径。

同义词

骨缺血性坏死

骨无菌性坏死

ICD-10CM 编码

M87　特发性骨坏死

M87.1　药物性骨坏死

M87.2　创伤性骨坏死

M87.3　其他继发性骨坏死

M87.9　非指明的骨坏死

流行病学和人口统计学

- 在美国，每年有 15 000 例新发病例。这种疾病最常见于髋关节，占美国需要行全髋关节置换术的 10%
- 通常发生在中年，男性比女性多见
- 相关条件：
  1. 皮质类固醇治疗：35%
  2. 酗酒：22%
  3. 特发性和其他因素：43%
  4. 血红蛋白病、胰腺炎、慢性肾衰竭、系统性红斑狼疮、化疗、减压病

- 常见的受累部位
  1. 股骨头
  2. 股骨髁
  3. 肱骨头
  4. 舟状骨和月骨
  5. 距骨

体格检查和临床表现

- 早期可能无症状
- 后期活动或负重会加重受累部位的疼痛
- 随着病情进展，活动度下降
- 功能受限

病因学

骨坏死最终的共同途径都是受累骨的血供受损。创伤破坏血供是骨坏死最常见的原因。动脉缺血被认为是骨坏死最常见的原因。表 29-1 描述了与骨坏死相关的常见疾病的可能机制。

表 29-1　常见骨坏死相关疾病的可能机制

相关情况	骨坏死机制							
	凋亡	成骨/破骨稳态	脂质异常	凝血异常	氧化应激	甲状旁腺激素/钙失衡	血管栓塞	血管活性药物
类固醇激素	X	X	X	X	X			X
二膦酸盐	X	X	X					
酗酒	X	X	X	X	X			
创伤	X	X						X
肾移植	X	X		X		X		
透析						X		
地中海贫血							X	

From Firestein GS et al: Kelley's textbook of rheumatology, ed 9, Philadelphia, 2013, Saunders.

分期

表 29-2、表 29-3 和框 29-1 显示了骨坏死的多种分期系统。

表 29-2　Ficat 分期系统

分期	描述
I	影像学检查结果正常
II	硬化或囊性变
III	软骨下塌陷
IV	骨关节炎伴关节面塌陷

From Hochberg MC：Rheumatology，ed 7，Philadelphia，2019，Elsevier.

表 29-3　Steinberg 分期系统

分期	描述
I	影像学检查结果正常；骨扫描和（或）MRI 表现异常
	● 轻度（＜15% 股骨头受累）
	● 中度（15%～30% 股骨头受累）
	● 重度（＞30% 股骨头受累）
II	股骨头透光性和硬化改变
	● 轻度（＜15% 股骨头受累）
	● 中度（15%～30% 股骨头受累）
	● 重度（＞30% 股骨头受累）
III	软骨下塌陷但未扁平
	● 轻度（＜15% 股骨头受累）
	● 中度（15%～30% 股骨头受累）
	● 重度（＞30% 股骨头受累）
IV	股骨头扁平
	● 轻度（＜15% 股骨头受累）
	● 中度（15%～30% 股骨头受累）
	● 重度（＞30% 股骨头受累）
V	关节狭窄和（或）髋臼改变
	● 轻度
	● 中度
	● 重度
VI	严重退行性改变

From Hochberg MC：Rheumatology，ed 7，Philadelphia，2019，Elsevier.

框 29-1 股骨头坏死的国际分类（国际骨循环研究学会）

- 0 期：骨活检结果符合股骨头坏死；其他检查正常
- Ⅰ期：骨扫描和（或）MRI 阳性
  - A：＜15% 股骨头受累（MRI）
  - B：15%～30% 股骨头受累
  - C：＞30% 股骨头受累
- Ⅱ期：股骨头斑驳、骨硬化、囊肿形成、X 线检查显示缺骨；X 线及 CT 检查未见股骨头塌陷征象；骨扫描及 MRI 阳性；髋臼无变化
  - A：＜15% 股骨头受累（MRI）
  - B：15%～30% 股骨头受累
  - C：＞30% 股骨头受累
- Ⅲ期：有无新月征，根据前后位和侧位 X 线片表现分类
  - A：＜15% 新月征或股骨头凹陷＜2 mm
  - B：15%～30% 新月征或股骨头凹陷 2～4 mm
  - C：＞30% 新月征或股骨头凹陷＞4 mm
- Ⅳ期：关节面变平；关节间隙变窄；髋臼改变伴骨硬化、囊肿形成和边缘骨赘

From Hochberg MC：Rheumatology，ed 7，Philadelphia，2019，Elsevier.

Dx 诊断

鉴别诊断

- 晚期无需鉴别
- 早期：任何可引起局灶性肌肉骨骼疼痛的情况，包括关节炎、滑囊炎、肌腱炎、肌病、肿瘤性骨和关节疾病、创伤性损伤、病理性骨折

评估

图 29-1 为骨坏死的诊断流程。

影像学检查（图 29-2）

- MRI：诊断早期无菌性坏死最敏感的检查。首要征象是低信号边缘。低信号线与高信号的内边界是无菌性坏死的特异性征象（"双线征"）。敏感性为 75%～100%

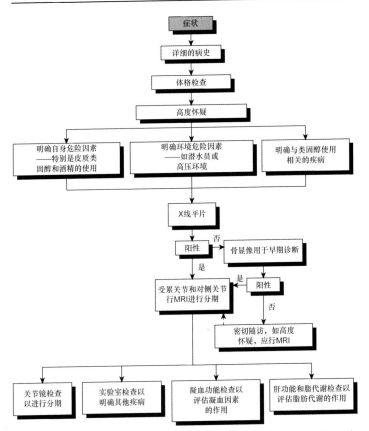

图 29-1　骨坏死的诊断流程。MRI，磁共振成像。（From Firestein GS et al: Kelley's textbook of rheumatology，ed 9，Philadelphia，2013，Saunders.）

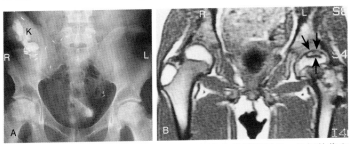

图 29-2　髋部无菌性坏死。A. 无菌性坏死可由多种原因引起，包括外伤和使用类固醇。该患者骨盆正后位图显示右侧髂窝移植肾（K）。使用类固醇使该患者出现双侧骨坏死。股骨头扁平、不规则，且密度增加。B. 另一位无菌性坏死患者的 MRI 显示左侧股骨头信号减弱区（箭头）。这是检测早期无菌性坏死最敏感的方法。［From Mettler FA（ed）：Primary care radiology，Philadelphia，2000，Saunders.］

- X 线检查：在疾病早期不敏感。最早的改变包括弥漫性骨质减少、硬化边缘的射线透过区域和线性硬化。随后，软骨下透明（新月征）提示软骨下骨折。更严重的病例表现为扁平、塌陷骨与畸形骨。疾病晚期可呈骨关节炎改变
- 骨扫描：
  1. 早期："冷"区
  2. 中期：骨重构导致放射性核素摄取增加
  3. 疾病早期敏感性仅 70%，特异性差
- CT：可能比 X 线检查更早显示中央区坏死和塌陷区

ⓇⓍ 治疗

预防

- 控制病因
- 尽量减少皮质类固醇的使用

非药物治疗

- 坏死核心区减压：早期有效性为 35% ～ 95%
- 骨移植
- 截骨术
- 关节置换

常规治疗

- 减少受累区域的负重
- 外部应用脉冲电磁场（仍处于试验阶段）
- 外周血管扩张剂（如二氢麦角胺）（未经证实）
- 晚期 AVN 最常用的治疗方法是全关节置换

预后

- 在早期诊断时，应对所有病例进行治疗，因为 85% ～ 90% 的病例会发展至更晚期
- 常见对侧关节受累（30% ～ 70%）

第 30 章　原发性恶性骨肿瘤
Bone Tumor，Primary Malignant

Bharti Rathore

刘侃　译　任晓磊　审校

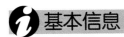 基本信息

定义

原发性恶性骨肿瘤具有侵袭性、间变性和远处转移的能力，可源于骨髓（骨髓瘤）、骨、软骨、脂肪和纤维组织（图 30-1）。白血病和淋巴瘤不在此讨论。

纤维肉瘤和脂肪肉瘤：十分罕见，类似于软组织肿瘤。

骨肉瘤：罕见的原发性骨恶性肿瘤，以恶性肿瘤细胞产生骨或骨样组织为特点。亚型包括：骨旁骨肉瘤、骨膜骨肉瘤、多中心骨肉瘤和毛细血管扩张性骨肉瘤。

软骨肉瘤：软骨分化的恶性肿瘤，可原发或继发于良性外生骨软骨瘤或内生骨软骨瘤。

尤因肉瘤：发生于骨或软组织的恶性肿瘤，免疫组化检查可见小的圆形蓝色细胞。

多发性骨髓瘤：骨髓中浆细胞的瘤样增殖。

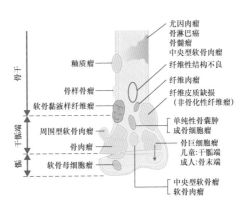

图 30-1　骨肿瘤的起源部位。（ From Grant LA：Grainger & Allison's diagnostic radiology essentials，ed 2，Philadelphia，2019，Elsevier. ）

同义词

多发性骨髓瘤:

- 浆细胞性骨髓瘤
- 浆细胞瘤

ICD-10CM 编码

C41.9　未指明左右侧的骨和关节软骨恶性肿瘤

C40.00　未指明左右侧的肩胛骨和上肢长骨恶性肿瘤

C40.01　右上肢肩胛骨和长骨恶性肿瘤

C40.02　左上肢肩胛骨和长骨恶性肿瘤

C40.10　未指明左右侧的上肢短骨恶性肿瘤

C40.11　右上肢短骨恶性肿瘤

C40.12　左上肢短骨恶性肿瘤

C40.20　未指明左右侧的下肢长骨恶性肿瘤

C40.21　右下肢长骨恶性肿瘤

C40.22　左下肢长骨恶性肿瘤

C40.30　未指明左右侧的下肢短骨恶性肿瘤

C40.31　右下肢短骨恶性肿瘤

C40.32　左下肢短骨恶性肿瘤

C40.80　未指明左右侧的四肢骨和关节软骨重叠部位的恶性肿瘤

C40.81　右侧肢体骨和关节软骨重叠部位的恶性肿瘤

C40.82　左侧肢体骨和关节软骨重叠部位的恶性肿瘤

C40.90　未指明左右侧的四肢骨和关节软骨的恶性肿瘤

C40.91　右侧肢体未指明具体骨和关节软骨的恶性肿瘤

C40.92　左侧肢体未指明具体骨骼和关节软骨的恶性肿瘤

C41.0　颅骨和面部恶性肿瘤

C41.4　骨盆、骶骨、尾骨恶性肿瘤

流行病学和人口统计学

表 30-1 总结了各种原发性骨肿瘤的发病率,并按发病率递减的顺序排列。

多发性骨髓瘤:

- 最常见的骨肿瘤
- 发病年龄:通常 > 40 岁
- 男女性比例为 2 : 1

表 30-1　原发性骨肿瘤的发病率（按发病率递减顺序排列）

病变	肿瘤发生率（%）[†, ‡]
骨肉瘤	17
软骨肉瘤	11
内生软骨瘤 *	6
纤维性结构不良 *	6
巨细胞瘤	6
非骨化性纤维瘤 / 纤维性皮质缺损 *	5
尤因肉瘤	5
恶性纤维组织细胞瘤 / 纤维肉瘤	5
骨软骨瘤 *	4
动脉瘤性骨囊肿	4
转移瘤	4
骨髓炎	4
单发骨囊肿	3
骨样骨瘤	3
朗格汉斯细胞组织细胞增多症（嗜酸性肉芽肿）	3
软骨母细胞瘤	2
其他	12

* 病变通常无症状，因此有一定的漏诊率（实际发病率高于表中发病率）

[†] 良性肿瘤和肿瘤样病变易被漏诊

[‡] 数据基于荷兰骨肿瘤委员会的 6873 个肿瘤档案

From Pope TL et al：Musculoskeletal imaging，ed 2，Philadelphia，2015，Elsevier.

骨肉瘤：

- 发病年龄：10 ～ 20 岁
- 男性多于女性
- 骨旁骨肉瘤多见于老年人

软骨肉瘤：

- 发病年龄：40 ～ 60 岁
- 男女性比例为 2∶1

尤因肉瘤：

- 发病年龄：10 ～ 15 岁

体格检查和临床表现

多发性骨髓瘤：

- 可表现为全身性病变，孤立性髓外病灶少见
- 早期表现：厌食、体重减轻和骨痛；绝大多数患者起初表现为背部疼痛，由此检查发现骨质破坏性病变
- 最终可累及其他器官系统，使骨痛加重，也可出现贫血、肾功能不全和（或）异常蛋白血症导致的细菌感染等
- 可出现继发性淀粉样变，导致心力衰竭或肾病综合征

骨肉瘤：

- 好发于干骺端
- 50% ～ 60% 发生在膝关节周围
- 可出现疼痛和肿胀，但也有一些患者没有症状
- 伴 Paget 病的骨肉瘤主要表现为突发的剧烈骨痛

软骨肉瘤：

- 好发于骨盆、股骨近段和上肢带骨
- 局部肿胀和疼痛

尤因肉瘤：

- 局部疼痛伴软组织肿块
- 局部皮温升高
- 好发于长骨中段（与其他肿瘤相比）
- 体重减轻、发热和嗜睡

Dx 诊断

鉴别诊断

- 骨髓炎
- 转移性骨肿瘤

实验室检查

- 骨肉瘤：碱性磷酸酶轻度升高
- 尤因肉瘤：可出现贫血、白细胞增多、ESR 升高等全身反应
- 多发性骨髓瘤：
  1. 尿中出现本–周蛋白
  2. 贫血、ESR 升高

3. 血清中出现大量血清单克隆免疫球蛋白

4. 免疫球蛋白定量测定可见 β2 微球蛋白增多，血清游离轻链检测可见 κ : λ 比例增大

5. 外周血涂片可见缗钱状红细胞

6. 常出现高钙血症

7. 血清乳酸脱氢酶（lactate dehydrogenase，LDH）升高

影像学检查

- 表 30-2 总结了骨肿瘤或肿瘤样病变的系统性诊断方法
- 在许多患者中，经典的成骨肉瘤早期可穿破皮质
  1. 在病变部位可看到成骨（致密影）、溶骨（透亮影）或混合病灶（图 30-2）
  2. 由于骨膜反应，可出现"日光放射线"和 Codman 三角
  3. 肿瘤边界不清
- 溶骨性破坏，病灶内有钙化斑点提示软骨肉瘤（图 30-3 至图 30-5）
- 尤因肉瘤的影像学特征为斑状、不规则的骨破坏，伴有骨膜反应。多层骨膜反应会产生典型的"洋葱皮"外观
- 多发性骨髓瘤典型的 X 线表现为"穿孔"病灶，边界清楚
  1. 常见多发性病灶
  2. 大多数患者仅表现为弥漫性骨质疏松
  3. 常见病理性骨折
- 在多发性骨髓瘤中，MRI 或 PET 常规用于疾病分期，也可用于监测治疗效果和（或）疾病进展

表 30-2　骨肿瘤或肿瘤样病变的系统性诊断方法

1. 通过 X 线检查进行分类（正常、变异、肿瘤样病变、肿瘤）

2. 确定病变好发年龄与患者年龄的相关性

3. 确定病变好发部位与患者受累骨的相关性

4. 病变是单发还是多发

5. 确定病变位置与受累骨部位的相关性

6. 详细分析 X 线片

7. 分析其他信息（MRI、CT、临床和实验室数据等）

8. 如果需要，结合全面的影像学检查结果进行活检

From Pope TL et al: Musculoskeletal imaging，ed 2，Philadelphia，2015，Elsevier.

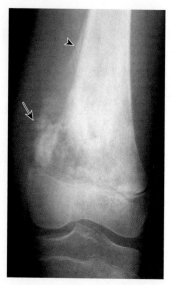

图 30-2　传统的中央型骨肉瘤。股骨远端 X 线检查（前后位）可见典型骨肉瘤，伴溶骨性和成骨性混合病灶，骨外肿瘤可见骨形成（长箭头）和近端 Codman 三角（短箭头）。（From Adam A et al：Grainger & Allison's diagnostic radiology，ed 5，Philadelphia，2008，Churchill Livingstone.）

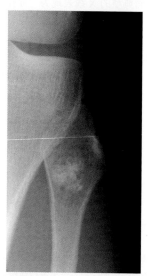

图 30-3　软骨肉瘤。X 线检查（前后位）可见腓骨软骨肉瘤（低级别）。在 X 线片上难以与软骨瘤区分。（From Grant，LA：Grainger & Allison's diagnostic radiology essentials，ed 2，Philadelphia，2019，Elsevier.）

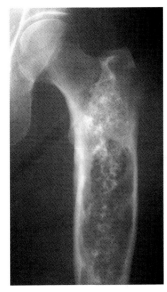

图 30-4 中央型软骨肉瘤。 X 线检查（前后位）可见股骨中央型软骨肉瘤，典型的软骨样基质，皮质扩张并增厚，呈扇贝状。（From Grant，LA：Grainger & Allison's diagnostic radiology essentials，ed 2，Philadelphia，2019，Elsevier.）

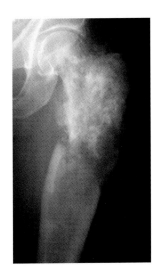

图 30-5 去分化软骨肉瘤。 X 线检查（前后位）显示股骨近端软骨肉瘤，邻近区域有溶骨性破坏并出现病理性骨折。（From Grant LA：Grainger & Allison's diagnostic radiology essentials，ed 2，Philadelphia，2019，Elsevier.）

治疗

恶性骨肿瘤的评估和治疗十分复杂。诊断和治疗应由骨肿瘤专家和肿瘤学家共同指导。

预后

- 在过去的 20 年，多药联合新辅助化疗和保肢手术的发展显著提高了骨肉瘤的治疗效果
- 采用蛋白酶体抑制剂、免疫调节药物、组蛋白去乙酰化酶抑制剂和单克隆抗体等新疗法使多发性骨髓瘤的预后得到了明显改善。此外，正处于研究阶段的免疫治疗方法与检查点抑制剂也取得了初步的良好疗效
- 局部切除、化疗和放疗的联合治疗，使尤因肉瘤患者的预后得到了改善
- 软骨肉瘤对化疗或放疗不敏感，预后取决于肿瘤的分级和是否达到彻底切除

❶ 重点和注意事项

原发性恶性骨肿瘤的早期诊断很重要，因为大多数骨肿瘤早期病灶局限，且没有出现转移。在多发性骨髓瘤中，对符合条件的患者早期进行自体干细胞移植有助于改善预后。

相关内容

多发性骨髓瘤（相关重点专题）

肉瘤（相关重点专题）

推荐阅读

French LM, Bhambore N: Interstitial cystitis/painful bladder syndrome, *Am Fam Phys* 83(10):1175-1181, 2011.

Randel A: American Urological Association approach to the diagnosis and management of IC/BPS, *Am Fam Physician* 86:97-103, 2012.

第31章 斜颈
Torticollis

Jeremy E. Raducha

李亚伟　译　王孝宾　审校

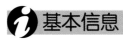基本信息

定义

斜颈通常是指颈部肌肉收缩或挛缩，导致头部向一侧倾斜（图31-1），常合并颈部向对侧旋转伴屈曲。斜颈通常是基础疾病的临床症状。斜颈也可被定义为创伤或炎症性疾病造成的头部与颈部位置关系畸形。

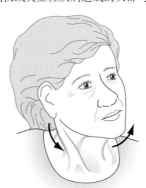

图31-1　颈肌张力障碍包括颈肌收缩导致头部及颈部旋转（斜颈）、倾斜（侧倾型斜颈）、屈曲（前倾型斜颈）或伸展（后倾型斜颈），常合并出现。肩高异常常常与其他动作呈组合式出现。颈部肌肉持续收缩导致肌肉痉挛和疼痛。（From Kaufman DM et al：Kaufman's clinical neurology for psychiatrists，ed 8，Philadelphia，2017，Elsevier.）

同义词

扭颈

"歪脖子"

痉挛性斜颈

Grisel综合征

创伤后痛性斜颈（创伤后颈肌张力障碍）

颈椎肌张力障碍

187

体格检查和临床表现

- 先天性肌性斜颈
  1. 出生后不久可在患侧胸锁乳突肌上触及软组织肿块
  2. 肿块逐渐消退，患侧胸锁乳突肌收缩变短
  3. 头部特征性偏向患侧，并向健侧旋转
  4. 面部不对称及其他继发性病变持续性加重直至成年
- 痉挛性斜颈
  1. 主要表现为颈部肌肉痉挛，可为双侧发病且难以控制
  2. 头部常偏向患侧
- Grisel 综合征
  1. 继发于头部或颈部炎症的炎症性韧带松弛导致非创伤痛性寰枢关节半脱位
  2. 通常继发于近期上呼吸道感染或咽后壁脓肿
  3. 罕见继发于头颈外科手术（如扁桃体腺样体切除术）
- 创伤后痛性斜颈
  1. 颈部或颈椎局部损伤导致头部姿势异常，又称外伤性颈部肌张力障碍（posttraumatic cervical dystonia，PTCD）
  2. 头部姿势异常并伴有严重疼痛
  3. 于创伤后出现，常见于车祸伤及高处坠伤
  4. 可能与心理因素相关
- 病因学研究发现：在颈椎肌张力障碍中（最常见的肌张力障碍），1 条或多条颈部肌肉非自主收缩导致头部和颈部旋转或倾斜（图 31-2）由此形成的姿势可能包括头部转向一侧（斜颈）、倾斜向一侧（倾斜型斜颈）、屈曲（屈曲型斜颈）或伸展（伸展型斜颈），并且通常呈复杂组合式发生。最初这些异常动作呈间歇性出现，但随着病情发展，异常动作持续出现且伴有肌张力障碍导致的震颤，使病情变得更加复杂。与其他形式的肌张力障碍不同，颈椎肌张力障碍会导致疼痛，因为肌肉收缩的暴力压缩和旋转颈椎并破坏相邻椎体正常位置

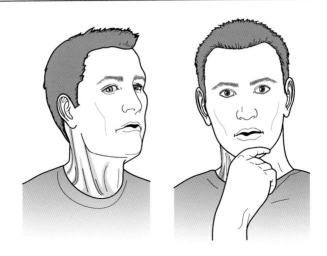

图 31-2　与睑痉挛患者会通过姿势来代偿视野缺失症状相似，颈椎肌张力障碍患者会本能地学会一些姿势技巧，如轻触颏部，即经典的对抗性姿势。（From Kaufman DM et al：Kaufman's clinical neurology for psychiatrists，ed 8，Philadelphia，2017，Elsevier.）

关系，进而对其中发出的颈神经根造成刺激

病因学

目前已发现 50 余种斜颈的病因及诱因：

- 由不同原因导致的胸锁乳突肌肌纤维局部缩短，导致先天性肌性斜颈
- 痉挛性斜颈：病因尚未明确，可能与一系列扭转性肌张力障碍有关
- 感染：尤其是咽炎、扁桃体炎、咽后壁脓肿
- 其他罕见原因：先天性骨骼肌肉畸形、创伤、类风湿关节炎、前庭功能障碍、后颅窝肿瘤、脊髓空洞症、脊髓副神经炎及药物反应

 诊断

鉴别诊断

见表 31-1。

表 31-1 斜颈的鉴别诊断

先天性疾病
肌性斜颈
头颈部位置畸形
半椎体畸形（颈椎）
单侧寰枕关节融合
Klippel-Feil 综合征
单侧胸锁乳突肌缺失
先天性蹼颈

创伤性疾病
颈部肌肉损伤
寰枕关节半脱位
寰枢关节半脱位
C2 ～ C3 半脱位
颈椎旋转性半脱位
骨折

炎症性疾病
颈部淋巴结炎
咽后壁脓肿
颈椎骨髓炎
类风湿关节炎
Grisel 综合征（局部炎症引起的非创伤性寰枢关节半脱位）
肺上叶肺炎

神经性疾病
视力障碍（眼球震颤、眼上斜肌或外直肌麻痹）
药物作用（吩噻嗪、氟哌利多、甲氧氯普胺等）
颈髓肿瘤
后颅窝肿瘤
脊髓空洞症
Wilson 病
变形性肌张力障碍

其他疾病
急性颈椎间盘钙化
Sandifer 综合征（胃食管反流、食管裂孔疝）
良性阵发性斜颈
骨肿瘤（嗜酸性肉芽肿）
软组织肿瘤
心因性疾病

From Kliegman RM: Nelson textbook of pediatrics, ed 21, Philadelphia, 2020, Elsevier.

评估

- 需视临床情况而定
- 实验室检查有助于排除感染或类风湿性关节炎等疾病，但对单纯斜颈诊断意义不大
- 对于斜颈症状持续恶化的患儿，应该进行全面的眼科检查

影像学检查

- X 线平片用于排除外伤或先天性异常
- 在适当情况下行 MRI
- 肌电图：仅用于排除神经系统疾病
- 超声检查可以发现怀疑先天性肌性斜颈患者的颈部肿块

Rx 治疗

- 先天性肌性斜颈：指导患儿父母对其进行轻柔的伸展运动；外科松解术有助于僵硬畸形或继发性颈胸椎侧凸畸形的矫正
- 痉挛性斜颈：物理治疗、心理治疗、颈椎支架、生物反馈疗法和镇痛
- 注射 A 型或 B 型肉毒素治疗局灶性肌张力障碍性斜颈效果良好
- Grisel 综合征：治疗潜在炎症
- 创伤后痛性斜颈：心理治疗、物理治疗，对最初未发现的创伤进行治疗
- 其他病因导致的斜颈：根据病因治疗

预后

- 大多数先天性肌性斜颈患者对保守治疗反应良好
- 常规保守治疗对痉挛性斜颈效果较差
- 其他形式的斜颈的预后取决于病因

转诊

- 除病因明确的斜颈外，通常需要多学科联合诊疗
- 斜颈患儿一般不需要特殊检查，建议请骨科相关领域专家会诊
- 患儿斜颈形成僵硬性头颈畸形，可能需要转诊矫形外科进行手术松解

推荐阅读

Amaral DM et al: Congenital muscular torticollis: where are we today? A retrospective analysis at a tertiary hospital, *Porto Biomed J* 4(3):e36, 2019.

Kim J-H et al: Secondary cervicothoracic scoliosis in congenital muscular torticollis, *Clin Orthop Surg* 11(3):344-351, 2019.

Heidenreich E et al: Informing the update to the physical therapy management of congenital muscular torticollis evidence-based clinical practice guideline, *Pediatr Phys Ther* 30(3):164-175, 2018.

Kaufman DM et al: *Kaufman's clinical neurology for psychiatrists*, ed 8, 2017, Elsevier.

Nilesh K, Mukherji S: Congenital muscular torticollis, *Ann Maxillofac Surg* 3(2):198-200, 2013.

Reichman EF, Shah J: Grisel syndrome: an unusual and often unrecognized cause of torticollis, *Pediatr Emerg Care* 31(8):577-580, 2015.

第32章　颈椎间盘综合征
Cervical Disc Syndromes

Shyam A. Patel，Steven F. Defroda

王孝宾　译　李亚伟　审校

 基本信息

定义

颈椎间盘综合征由颈椎间盘突出和颈椎退行性改变所引起。根据临床症状可将其分为神经根型颈椎病（神经根受到压迫）和脊髓型颈椎病（脊髓受到压迫），前者通常由椎间孔处的狭窄引起，而后者多由中央椎管的狭窄所致。中央椎管狭窄（脊髓型颈椎病）可导致上肢和下肢症状，而椎间孔狭窄通常只引起神经根症状（图32-1）。

颈神经根损伤			
皮节分布	神经根	肌无力/运动受累	腱反射减弱
前　　　　　　后	C5	肩外展，屈肘	肱二头肌反射
	C6	腕背伸和内旋	旋后肌反射
	C7	伸肘和伸指	肱三头肌反射
	C8	伸腕和伸指	屈指反射
	T1	手指外展、拇指外展及对掌	

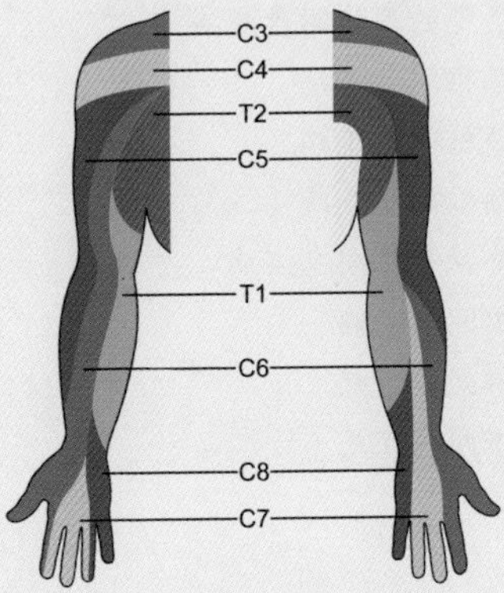

图32-1　颈神经根的感觉和运动分布。（From Hochberg MC：Rheumatology，ed 7，Philadelphia，2019，Elsevier.）

同义词

脊髓型颈椎病

神经根型颈椎病

颈椎病（退行性和创伤性）

ICD-10CM 编码

M50.00	未指明颈椎区域的颈椎间盘疾病伴脊髓病
M50.01	上颈椎区域颈椎间盘疾病伴脊髓病
M50.02	下颈椎区域颈椎间盘疾病伴脊髓病
M50.03	颈胸交界区颈椎间盘疾病伴脊髓病
M50.10	未指明颈椎区域的颈椎间盘疾病伴神经根病
M50.11	上颈椎区域颈椎间盘疾病伴神经根病
M50.12	下颈椎区域颈椎间盘疾病伴神经根病
M50.13	颈胸交界区颈椎间盘疾病伴神经根病
M50.20	未指明颈椎区域的其他类型的颈椎间盘突出
M50.21	上颈椎区域其他类型的颈椎间盘突出
M50.22	下颈椎区域其他类型的颈椎间盘突出
M50.23	颈胸交界区其他类型的颈椎间盘突出
M50.30	未指明颈椎区域的其他类型的颈椎间盘退行性改变
M50.31	上颈椎区域其他类型的颈椎间盘退行性改变
M50.32	下颈椎区域其他类型的颈椎间盘退行性改变
M50.33	颈胸交界区其他类型的颈椎间盘退行性改变
M50.80	未指明颈椎区域的其他类型的颈椎间盘疾病
M50.81	上颈椎区域其他类型的颈椎间盘疾病
M50.82	下颈椎区域其他类型的颈椎间盘疾病
M50.83	颈胸交界区其他类型的颈椎间盘疾病
M50.90	未指明颈椎区域的非特异性颈椎间盘疾病
M50.91	上颈椎区域非特异性颈椎间盘疾病
M50.92	下颈椎区域非特异性颈椎间盘疾病
M50.93	颈胸交界区非特异性颈椎间盘疾病

流行病学和人口统计学

发病率： 在美国，神经根型颈椎病在男女性中的发病率分别为 107.3/100 000 和 64.5/100 000。

患病率： 67% 的成人在其一生中的某个时期均经历过颈部疼痛和手臂疼痛。

好发性别和年龄： 男性和女性在 30 ～ 60 岁之间的发病率相同。脊髓型颈椎病最常见于 55 岁以上的患者。

危险因素：尽管还处于研究中，但已知的高危因素包括年龄、颈部反复轻微创伤，以及潜在的遗传因素。

遗传学因素：虽然家族史可能起到一定的作用，但目前仍未发现该病与遗传有明确的相关性。

体格检查和临床表现

- 颈部疼痛，特别是在颈部后伸时可诱发疼痛，以及颈部活动受限。如果存在椎间孔狭窄，Spurling 征（当颈部后伸并且头偏向患侧时，轴向按压颈部可引起疼痛）通常呈阳性
- 疼痛放射至一侧的肩胛间区
- 继发于相应节段神经根压迫所导致的沿皮节分布的麻木、刺痛或放射痛（神经根症状）
- 四肢或手部无力及笨拙、步态异常，上肢和下肢痉挛（脊髓症状）以及反射异常：Hoffman 征阳性，桡骨倒错反射阳性，肱二头肌和肱三头肌反射亢进，这些体征常见于脊髓受累的患者

病因学

椎体退变，椎间盘突出，小关节、钩椎关节和黄韧带等结构的增生肥大均可造成脊髓和（或）神经根压迫，从而导致颈椎间盘综合征。

Dx 诊断

鉴别诊断

- 肌肉痉挛
- 肩袖肌腱炎 / 撕裂
- 冰冻肩
- 腕管综合征
- 肘管综合征
- 桡管综合征
- 胸廓出口综合征
- 臂丛神经炎或臂丛病变
- 颈椎硬膜外脓肿
- 恶性肿瘤（原发或转移）导致神经根或脊髓受压

评估

必须结合临床诊断和影像学检查（X 线和 MRI）。

实验室检查

无特异性的实验室检查，若怀疑感染或炎症性疾病，则应该检查血常规和炎症标志物（ESR/CRP）。

影像学检查

- 首先应拍摄 X 线平片（图 32-2），以排除创伤性原因（骨折、半脱位、脱位、滑移）
  1. 通常软性椎间盘突出或椎间孔狭窄在平片上难以显示，但若椎体间高度丢失，则提示椎间盘可能有病变
  2. 慢性退行性椎间盘疾病在平片上可以观察到椎间盘高度丢失，前后方骨赘形成，以及增生的骨赘侵袭至椎间孔
- 对于有神经损害症状且保守治疗效果不佳或怀疑有其他脊椎

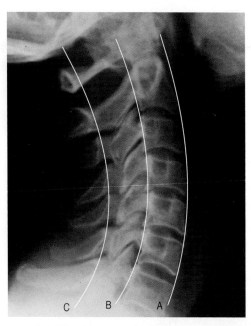

图 32-2　正常颈椎的侧位 X 线片。连接椎体前缘（**A**）、椎体后缘（**B**）和椎板前缘（**C**）的曲线应为一条平滑的弧线。（From Hochberg MC：Rheumatology，ed 7，Philadelphia，2019，Elsevier.）

病变的患者，建议行 CT 脊髓造影或 MRI 检查（图 32-3 ）

- 神经肌电图可用于帮助确诊或排除周围神经疾病

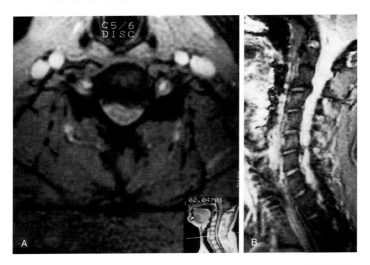

图 32-3　颈椎间盘突出的磁共振成像（MRI）表现。一名 47 岁男性的颈椎 MRI 轴位（**A**）和矢状位（**B**）扫描，他在一次交通事故后出现颈部疼痛、左侧肱二头肌反射减弱以及拇指麻木感，MRI 结果显示 C5 ～ C6 处有明显向后外侧突出的椎间盘，严重压迫了出口处的 C6 神经根。（From Hochberg MC：Rheumatology，ed 7，Philadelphia，2019，Elsevier.）

Rx 治疗

非药物治疗

- 休息，可使用软质或硬质颈围短时间固定颈椎以制动
- 局部治疗，如热疗或冰疗可能有所帮助
- 物理治疗
- 尽管部分患者通过牵引能缓解症状，退行性椎间盘疾病仍然应避免过度和超活动范围的锻炼

常规治疗

- NSAID 或口服类固醇药物
- 肌肉松弛药
- 必要时使用镇痛药

- 神经根性疼痛可采用硬膜外注射类固醇药物

长期管理

- 如果急性处理和非手术治疗均无效，可考虑进行手术干预
- 对于手术治疗不能保证安全性的慢性疼痛患者，可采用神经消融术
- 对于有症状的颈椎间盘综合征患者，可采用椎间盘摘除术、减压术和（或）融合术

补充和替代治疗

- 中药抗炎药物
- 整脊推拿治疗
- 针灸
- 深层组织按摩

预后

- 急性神经根性疼痛通常会随着时间的推移而得到改善
- 脊髓型颈椎病的症状会逐渐进展，并呈阶梯式恶化
- 约有 5% 的患者需要外科手术干预

转诊

顽固性疼痛或进行性神经功能损害的患者需至骨科或神经外科专科医师处就诊。

 重点和注意事项

脊髓型颈椎病是成人获得性痉挛性瘫痪的最常见原因，且通常呈进行性发展。决定这类患者是否进行手术干预的决策过程很复杂。

专家点评

- 物理治疗对疼痛的缓解作用不确定；任何显著的症状改善通常都与疾病的自然转归有关
- 有时腕管综合征和神经根型颈椎病会同时发生，这种情况被称为双挤压综合征，是指神经在两个不同的部位受压迫。近端压迫可能会降低神经对远端二次压迫的耐受能力
- 手术干预主要用于缓解神经根受压所引起的根性放射痛或治疗进展性脊髓型颈椎病；当患者的主诉仅为颈部疼痛而没有

四肢症状时，手术治疗通常没有效果
- 在很多脊髓型颈椎病患者中，下肢症状比颈部症状更容易致残

预防

目前暂无预防措施。

推荐阅读

Buttermann GR: Anterior cervical discectomy and fusion outcomes over 10 years, *Spine (Phila Pa 1976)*, June 2017 https://doi.org/10.1097/BRS.0000000000002273.

Cadotte DW et al: What has been learned from magnetic resonance imaging examination of the injured human spinal cord: a Canadian perspective, *J Neurotrauma* 35(16):1942-1957, 2018, https://doi.org/10.1089/neu.2018.5903.

Wong JJ et al: The course and prognostic factors of symptomatic cervical disc herniation with radiculopathy: a systematic review of the literature, *Spine J* 14(8):1781-1789, 2014, https://doi.org/10.1016/j.spinee.2014.02.032.

第 33 章　腰椎间盘综合征
Lumbar Disk Syndrome

Shyam A. Patel，Kalpit N. Shah

李亚伟　译　王孝宾　审校

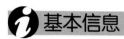 基本信息

定义

- 腰椎间盘综合征是广义的术语，它涵盖了一系列退行性椎间盘疾病，从孤立性轴性盘源性疼痛到椎间盘突出和脱出。通常由脊柱退行性改变导致椎间盘纤维环撕裂，继而髓核（椎间盘内容物）突出。急性椎间盘突出（通常由创伤引起）或渐进性脊柱关节炎改变可能导致神经根受压，出现下肢疼痛、感觉异常或乏力。巨大的椎间盘突出有时会引起下肢瘫痪，以及肠道和膀胱功能障碍，称为马尾综合征。马尾综合征是外科急症，患者必须行急诊手术切除突出的椎间盘以解除马尾神经受压

- 腰痛也可根据症状持续时间进行分类。急性腰痛定义为持续时间＜ 4 周，亚急性腰痛定义为持续时间 4 ～ 12 周，慢性腰痛定义为持续时间＞ 12 周

同义词

腰痛（Lumbago）

坐骨神经痛

腰痛（low back pain，LBP）

放射性腿痛

ICD-10CM 编码

M51.26　其他腰椎间盘移位

M48.06　腰椎管狭窄

G83.4　　马尾综合征

M47.817　腰骶区脊椎病不伴脊髓病或神经根病

流行病学和人口统计学

患病率：

- 腰痛是世界范围内导致残疾的主要原因
- 80% 的成人在一生中至少发作 1 次
- 美国急诊中心每年接收超过 350 万的腰痛患者

好发性别： 男女性比例约为 2∶1。

好发年龄： 椎间盘突出为 30 ～ 50 岁。

危险因素： 吸烟、肥胖、负重运动（举重、掷链球）、男性、家族史和某些涉及反复抬重物的劳动。腰痛的常见退行性原因总结见表 33-1。

表 33-1 腰痛常见的退行性病因

	腰肌劳损	腰椎滑脱	椎间盘突出	脊柱关节炎	腰椎管狭窄
年龄（岁）	20 ～ 60	20 ～ 40	20 ～ 60	＞ 40	＞ 50
疼痛方式					
首发部位	背部	背部	下肢＞背部	背部＞下肢	下肢＞背部
起病	急性	隐匿	急性	隐匿	隐匿
站位	＋	＋	－	＋	＋
坐位	－	－	＋	－	－
屈曲	＋	－	＋	－	－
伸展	－	＋	－	＋	＋
直腿抬高试验	－	－	＋	－	－
X 线平片	－	＋	－	＋	＋

＋表示检查或活动引发疼痛；－表示检查或活动未引发疼痛

体格检查和临床表现

- 可能导致临床症状重叠的情况：
  1. 轻度突出不伴神经根压迫，无腿部症状
  2. 突出合并神经根受压及神经根型腿部症状
  3. 马尾综合征
  4. 椎间盘炎
  5. 硬膜外脓肿
  6. 慢性退行性疾病伴或不伴腿部症状

7. 椎管狭窄
- 临床表现和症状
    1. 腰痛, 活动、咳嗽、打喷嚏可加重
    2. 腰部或腰骶部局部压痛
    3. 感觉异常, 常呈单侧分布（图 33-1）

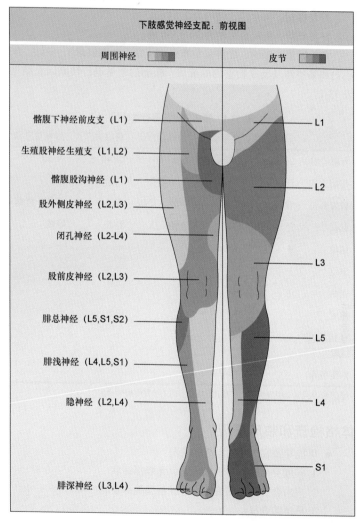

下肢感觉神经支配：前视图

周围神经　　　　　　　　皮节

髂腹下神经前皮支 (L1)　　　　　　　　　　　　L1

生殖股神经生殖支 (L1,L2)

髂腹股沟神经 (L1)　　　　　　　　　　　　L2

股外侧皮神经 (L2,L3)

闭孔神经 (L2-L4)

股前皮神经 (L2,L3)　　　　　　　　　　　　L3

腓总神经 (L5,S1,S2)

　　　　　　　　　　　　　　　　　　L5

腓浅神经 (L4,L5,S1)

隐神经 (L2,L4)　　　　　　　　　　　　L4

　　　　　　　　　　　　　　　　　　S1

腓深神经 (L3,L4)

图 33-1　皮肤感觉神经支配。 下肢前视图显示由神经根（右）和周围神经（左）支配的皮肤区域。（From Hochberg MC：Rheumatology, ed 7, Philadelphia, 2019, Elsevier.）

4. 腰部活动受限

5. 屈伸时患侧疼痛加重

6. 肌力减弱和反射改变（L4—膝跳反射和股四头肌肌力、L5—姆长伸肌肌力、S1—踝反射和足趾肌力）（表 33-2）

7. 感觉检查通常无参考意义

8. 腰椎管狭窄可能与血管性症状（假性跛行）混淆。假性跛行通常在坐位或脊柱屈曲时很快缓解（血管疾病不受脊柱位置的影响，通常与皮肤萎缩和脉搏减少有关）

9. 神经根受压可出现直腿抬高试验阳性

表 33-2　腰椎间盘突出压迫神经根的常见症状和体征

神经根损伤	疼痛	感觉缺失	运动乏力	反射消失	其他体征
S1	从臀部至大腿后侧和小腿至足踝和足	足底和小腿后部	足踝跖屈	踝反射	直腿抬高减弱
L5	从臀部至小腿外侧和足背	足背、小腿前外侧	足趾背屈	无	同上
L4	大腿外侧至小腿内侧	小腿内侧	踝关节背屈、内翻；伸膝	膝反射	股神经牵拉试验阳性

From Ballinger A：Kumar & Clark's essentials of clinical medicine，ed 6，Edinburgh，2012，Saunders.

病因学

多因素：最常见的病因是创伤和退行性改变。

 诊断

鉴别诊断

- 软组织劳损或扭伤
- 肿瘤
- 腰椎管狭窄
- 血管闭塞
- 髋关节退行性关节炎
- 髋关节或骨盆功能不全

腰痛潜在的严重危险信号见表 33-3。

表 33-3　引发腰痛的潜在严重危险信号

脊柱骨折

- 严重创伤
- 长期使用糖皮质激素
- 年龄 > 50 岁

感染或癌症

- 癌症病史
- 不明原因的体重减轻
- 免疫抑制
- 注射吸毒
- 夜间疼痛
- 年龄 > 50 岁

马尾综合征

- 尿潴留
- 溢出性尿失禁
- 大便失禁
- 双侧或进行性运动障碍
- 鞍区麻痹

脊柱关节炎

- 严重晨僵
- 疼痛可通过运动（而不是休息）改善
- 后半夜疼痛
- 臀部交替性疼痛
- 年龄 < 40 岁

From Firestein GS et al: Kelley's textbook of rheumatology, ed 9, Philadelphia, 2013, Saunders.

评估

在大多数病例中，仅依靠临床表现即可确诊。

影像学检查

- 多数急性腰痛患者无需进行影像学检查。美国医师学会指南推荐存在以下情况的患者需在初始评估时行影像学检查：高度怀疑肿瘤、疑似脊椎感染、马尾综合征表现、严重神

经受损

- 初始数周持续疼痛是 X 线检查的指征；椎间盘软性突出通常无阳性影像学表现，但在慢性退行性椎间盘疾病中，可出现椎间隙高度丢失和骨赘形成
- MRI（图 33-2）适用于症状未缓解的患者或怀疑有其他脊椎病变的患者
- 电神经检查可能确诊或排除周围神经疾病

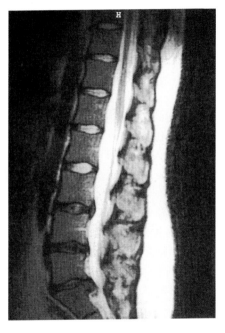

图 33-2　MRI 显示 L5/S1 椎间盘脱出。（From Carr A，Hamilton W：Orthopedics in primary care，ed 2，Philadelphia，2005，Saunders.）

Rx 治疗

非药物治疗

- 急性椎间盘突出伴下肢疼痛：短期（3 ～ 5 天）限制体力活动
- 多种形式的物理治疗联合循序渐进的锻炼。物理治疗师通常采用 McKenzie 法

- 少数情况下，在康复过程中腰围支撑配合有计划的锻炼是有益的
- 经皮神经电刺激对部分慢性腰痛患者可能是有益的
- 针灸疗效不佳
- 近期一项试验比较了脊柱推拿治疗（spinal manipulation therapy，SMT）和经指导的家庭锻炼（home exercise with advice，HEA）治疗与亚急性和慢性腰痛相关的腿痛，12 周后，SMT 联合 HEA 比单独进行 HEA 更有效，但 52 周后，仅有整体改善度、满意度和药物使用方面的获益，而自诉腰痛、残疾和一般健康状况并无疗效

常规治疗

- NSAID
- 常用有镇静作用的肌肉松弛药；然而研究显示，在急诊科就诊的急性、非创伤性、非放射性 LBP 患者中，随访 1 周发现仅在萘普生中加入环苯扎林或羟考酮 / 对乙酰氨基酚并不能改善功能或疼痛。因此，不支持在这种情况下联合使用这些药物
- 镇痛药只能发挥较小的作用
- 注射治疗对腰痛和坐骨神经痛的疗效有限，通常不推荐。硬膜外注射类固醇治疗下肢症状仅适用于部分患者
- 如果保守治疗后症状未改善，可以考虑手术治疗。以放射性下肢疼痛或下肢症状为主的患者往往比单纯腰痛的患者手术获益更大

预后

- 几乎所有的腰椎间盘综合征都会随着时间的推移而改善
- 药物治疗对反复发作的患者有效
- 一旦发生瘫痪（罕见）将难以完全康复

转诊

- 顽固性疼痛或严重的神经损伤应请骨科相关领域专家或神经外科医师会诊
- 马尾综合征应紧急转诊
- 表 33-4 总结了外科转诊的适应证

表 33-4　外科转诊的适应证

椎间盘突出

- 马尾综合征（紧急）
- 严重神经损伤
- 进行性神经损伤
- 丧失劳动力超过 6 周的神经根病（择期）

椎管狭窄

- 严重神经损伤
- 进行性神经损伤
- 持续性和致残性假性跛行（择期）

脊椎滑脱

- 严重或进行性神经损伤

From Firestein GS et al：Kelley's textbook of rheumatology，ed 9，Philadelphia，2013，Saunders.

重点和注意事项

提示背部疼痛的原因更严重的危险信号包括：

- 发热
- 恶性病史
- 休息时疼痛
- 大小便失禁
- 疼痛程度突然恶化
- 体重减轻
- 严重运动障碍，尤其是伴有鞍区麻痹

专家点评

- 当患者以腿部疼痛（而不是背部疼痛）为主时，手术疗效最好
- 口服类固醇、牵引、硬膜外注射皮质类固醇或腰椎支撑没有显示出实质性的获益
- 只有在其他治疗措施均失败的情况下才考虑阿片类药物，且只有潜在益处大于风险时才使用

相关内容

慢性疼痛的疼痛管理（相关重点专题）

推荐阅读

Deyo RA, Mirza SK: Herniated lumbar intervertebral disk, *N Engl J Med* 374:1763-1772, 2016.

Hooten WM, Cohen SP: Evaluation and treatment of low back pain: a clinically focused review for primary care specialists, *Mayo Clin Proc* 90(12):1699-1718, 2015.

Johansson AC et al: A prospective study of cognitive behavioral factors as predictors of pain, disability, and quality of life one year after lumbar disc surgery, *Disabil Rehabil* 32(521), 2010.

Klineberg E, Ching A et al: Diagnosis, treatment, and complications of adult lumbar disk herniation: evidence-based data for the healthcare professional, *Instr Course Lect* 64:405-416, 2015.

Lurie JD et al: Surgical versus nonoperative treatment for lumbar disc herniation: eight-year results for the spine patient outcomes research trial, *Spine* 39(1):3-16, 2014.

Qaseem A et al: Noninvasive treatments for acute, subacute, and chronic low back pain: a clinical practice guideline from the American College of Physicians, *Ann Int Med* 166:514-530, 2017.

Fred F. Ferri

王孝宾　译　李亚伟　审校

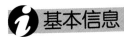 基本信息

定义

椎体压缩性骨折（vertebral compression fractures，VCF）是指椎体一侧的骨面被挤压向对侧骨面的脊柱骨折。这类骨折在 X 线片上表现为椎体高度丢失超过 15%。

同义词

胸腰椎压缩性骨折

骨质疏松性骨折

ICD-10CM 编码

M80.0　绝经后骨质疏松合并病理性骨折

M80.4　药物性骨质疏松合并病理性骨折

M80.5　特发性骨质疏松合并病理性骨折

M80.8　其他原因骨质疏松合并病理性骨折

M80.9　未指明原因的骨质疏松合并病理性骨折

S32.009A　未指明原因和左右侧的腰椎骨折，初次发生为闭合性骨折

S22.009A　未指明原因和左右侧的胸椎骨折，初次发生为闭合性骨折

流行病学和人口统计学

VCF 是骨质疏松最常见的并发症，在美国每年约有 70 万例 VCF，其中绝经后女性的发病率高达 25%。VCF 的患病率随着年龄的增长而增加，在 80 岁以上女性中达到峰值（40% ~ 50%）。尽管 VCF 在男性人群中发病率相对较低，但压缩性骨折同样是男性需要关注的一个重要问题。

危险因素：

- 可矫正因素：吸烟或酗酒、骨质疏松、雌激素缺乏（如过早绝经、双侧卵巢切除、绝经前闭经 1 年以上）、衰弱、视力受损、遭受虐待、缺乏体力活动、低体重指数以及维生素 D 或钙缺乏
- 不可矫正因素：高龄、女性、痴呆、高加索人种、成年期及一级亲属有骨折病史、跌倒

体格检查和临床表现

- 无症状：除了身体高度丢失或脊柱后凸（如老年妇女驼背，图 34-1），大多数 VCF 患者无症状，这通常也是多发性 VCF 的体征，身体高度丢失＞ 6 cm 对 VCF 的敏感性和特异性分别为 95% 和 30%
- 有症状：当出现症状时，VCF 通常表现为活动（如弯腰或负重）或咳嗽后出现剧烈背痛，也可表现为向颈部牵扯或沿肋骨的根性放射痛

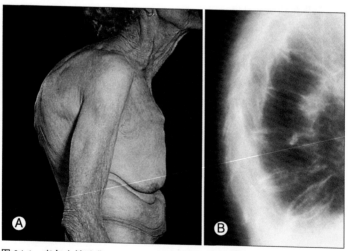

图 34-1 老年女性驼背。A. 老年女性多发性骨质疏松骨折后，继发明显的胸椎后凸。**B.** X 线片。（From Hochberg MC：Rheumatology，ed 7，Philadelphia，2019，Elsevier.）

病因学

- 当作用于脊柱前屈和垂直轴向的负荷应力总和超过椎体的强度时，就会发生 VCF

- VCF 的主要病因是骨质疏松，但首先必须排除恶性肿瘤（通常是转移癌）所致的病理性骨折

Dx 诊断

鉴别诊断

- 骨质疏松
- 恶性肿瘤，最常见于转移癌
- 甲状腺功能亢进
- 骨软化症
- 肉芽肿性疾病（如结核）
- 血液系统／肿瘤性疾病（如多发性骨髓瘤、骨原发性恶性肿瘤）

评估

- 仅有 1/3 的 VCF 患者能被诊断出来。框 34-1 列出了对患者进行 VCF 筛查的指南
- 仅从病史和体格检查可对 VCF 进行临床疑似诊断，虽然这些患者很多都是因为其他原因进行影像学检查时被偶然发现
- VCF 患者可能有或无特定的损伤或能够回忆起来的诱因

框 34-1 2007 年 ISCD 椎体骨折筛查指南

- 绝经后女性且 BMD 检查显示骨量减少，同时合并下列任何 1 项：年龄 > 70 岁、与年轻时相比身高丢失 > 4 cm、近期进行性身高丢失 > 2 cm、患者自我报告发生椎体骨折（但既往无脊柱骨折病史）
- 绝经后女性且 BMD 检查显示骨量减少，同时合并下列 2 项或 2 项以上：年龄 60 ~ 69 岁、自我报告有非脊柱性骨折病史、与年轻时相比身高丢失 2 ~ 4 cm、患有增加脊柱骨折风险的慢性系统性疾病（如中重度 COPD 或 COAD、血清阳性的类风湿关节炎、克罗恩病）
- 男性且 BMD 检查显示骨量减少，同时合并下列任何 1 项：年龄 > 80 岁、与年轻时相比身高丢失 > 6 cm、近期进行性身高丢失 > 3 cm、患者自我报告发生椎体骨折（但既往无脊柱骨折病史）
- 男性且 BMD 检查显示骨量减少，同时合并下列 2 项或 2 项以上：年龄 70 ~ 79 岁、自我报告有非脊柱性骨折病史、与年轻时相比身高丢失 3 ~ 6 cm、药物性雄激素去势治疗或睾丸切除术后、患有增加脊柱骨折风险的慢性系统性疾病（如中重度 COPD 或 COAD、血清阳性的类风湿关节炎、克罗恩病）

续表

- 长期接受糖皮质激素治疗的男性或女性（相当于每天服用 ≥ 5 mg 泼尼松，持续 ≥ 3 个月）
- 男性或绝经后女性，BMD 检查显示骨质疏松，如果已经发生过 1 个或多个椎体骨折，则需要改变上述临床策略

BMD，骨密度；COAD，慢性阻塞性呼吸道疾病；COPD，慢性阻塞性肺疾病；ISCD，国际临床骨密度检测学会

Reproduced with permission from the International Society for Clinical Densitometry. From Hochberg MC et al：Rheumatology，ed 5，St Louis，2011，Mosby.

实验室检查

一些用于排除感染或癌症的检测可能对确诊有帮助，如血常规、ESR、碱性磷酸酶和 CRP 水平，当对临床诊断存疑时可以进行以上检测。

影像学检查

- 初次检查应拍摄正、侧位 X 线片，特别对神经功能检查未见异常的患者。MRI 和 CT 可能会让患者感到疼痛或不适，尤其在急性期更为明显
- CT 虽然不是常规诊断所必需，但它可以帮助识别平片上看不到的骨折，评估椎体后壁的完整性，排查其他原因引起的背痛，观察椎管狭窄的程度以及对不稳定性进行评估
- 如果存在神经症状，怀疑脊髓受压，或需与恶性肿瘤相鉴别时（如患者年龄 < 55 岁，轻微外伤或无外伤但出现 VCF），MRI 可能有所帮助
- 骨密度检查有助于确定骨质疏松的严重程度，这是将来再次发生骨折的重要危险因素

Rx 治疗

非药物治疗

- 物理治疗
- 胸背部支具：经常被推荐用来缓解疼痛和改善活动能力，但临床对照研究显示支具对 VCF 无任何效果
- 康复锻炼：尽早活动对于短期和长期康复均极其重要

急性期治疗

- 控制疼痛的一线药物是镇痛药，包括对乙酰氨基酚和阿片类药物（口服或静脉注射），一般 4～6 周可缓解疼痛
- NSAID 具有一定疗效，但在老年患者或有禁忌证的情况下应谨慎使用
- 肌肉松弛剂有明显的不良反应，尤其是对老年患者应谨慎使用
- 降钙素喷鼻剂（每日 200 单位，交替鼻孔使用）可作为口服镇痛药的辅助剂，在一些小型临床试验中显示出有加速缓解疼痛的作用，2～4 周的疗程对于仅使用口服镇痛药效果不佳的患者有帮助
- 早期活动配合物理治疗对骨折的康复和预防后续再发骨折非常重要
- 椎体成形术、椎体后凸成形术和保守治疗的疗效优势仍然存在争议
- 经皮椎体成形术是将丙烯酸骨水泥注射到受累的椎体内，以稳定骨折和减轻疼痛。椎体后凸成形术则是在注射骨水泥前，用高压充气骨填充或球囊撑开受累椎体将其恢复到骨折前的高度。对于保守治疗无效的患者，上述两种手术方式被认为是有效的，然而进一步的研究表明，其效果并没有优于假手术组（Buchbinder et al，2009；Kallmes et al，2009）。但是，Klazen 等（2010 年）的一项开放性前瞻性随机试验显示，对于急性骨质疏松性 VCF 且伴有持续性疼痛的患者，经皮椎体成形术可即刻缓解疼痛，效果至少维持 1 年，明显优于保守治疗组。Zampini（2010 年）在一项非随机队列研究中发现，接受椎体后凸成形术的老年患者可以更早出院回家。McCullough 等（2013 年）分析了接受椎体成形术或后凸成形术治疗的 VCF 患者的医疗保险数据，与保守治疗组相比，其在死亡率或主要医疗结果上没有差异，但是保守治疗组节约了医疗保健资源。上述这些研究仍处于初级阶段，其有效性还有待进一步研究，同时还需解决关于单纯保守治疗所需的时间，以及采用何种保守治疗方案的问题。现行的大多数指南建议对于神经功能完好的 VCF，在进行手术干预之前应先进行 4～6 周的保守治疗

长期管理

采取综合方案来治疗骨质疏松，包括减少危险因素（如吸烟、酗酒）、合理饮食、增加运动、补充钙剂和维生素 D，以及服用治疗骨质疏松的药物（如双膦酸盐）。

转诊

若出现神经功能损害、持续性疼痛、脊柱不稳定、长期活动能力障碍，或在对骨折原因进行检查中发现潜在严重的病理性改变时，建议转诊至相关专科医师处就诊。

 重点和注意事项

预防骨质疏松和保守治疗仍然是主要的治疗方法。

专家点评

- 年龄 > 50 岁，且伴有急性腰痛发作的患者均应怀疑 VCF。多数情况下 VCF 很容易被漏诊以致延误治疗，特别是男性患者
- T7 节段以上单发的椎体骨折很少见，此时应怀疑由其他病因引起
- 诊断和治疗骨质疏松可以降低 VCF 的发病率
- 尽早使 VCF 患者恢复锻炼，无论对短期还是长期治疗都是有益的
- 一般来说，最佳的 VCF 治疗应由患者、初级保健医生、骨科医生、物理治疗师、营养师和社区服务人员共同管理

预防

减少可控的危险因素是关键。

推荐阅读

Asenjo J-F, Rossel F: Vertebroplasty and kyphoplasty: new evidence adds heat to the debate, *Curr Opin Anaesthesiol* 25(5):577-583, 2012.

Ensrud KE, Schousboe JT: Vertebral fractures, *N Engl J Med* 364:1634-1642, 2011.

Klazen CA et al: Vertebroplasty versus conservative treatment in acute osteoporotic vertebral compression fractures (Vertos II): an open-label randomised trial, *Lancet* 376:1085-1092, 2010.

McCarthy J, Davis A: Diagnosis and management of vertebral compression fractures, *Am Fam Physician* 94(1):44-50, 2016.

Wong CC et al: Vertebral compression fractures: a review of current management and multimodal therapy, *J Multidiscip Healthc* 6:205-214, 2013.

Zampini JM et al: Comparison of 5766 vertebral compression fractures treated with or without kyphoplasty, *Clin Orthop Relat Res* 468(7):1773-1780, 2010.

第35章 脊柱侧凸
Scoliosis

Michael Bergen

王孝宾 译 李亚伟 审校

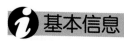 基本信息

定义

脊柱侧凸是一种以脊柱冠状面弯曲和轴位旋转为特征的三维脊柱畸形。青少年特发性脊柱侧凸（adolescent idiopathic scoliosis，AIS）和成人退行性脊柱侧凸（adult degenerative scoliosis，ADS）分别是儿童和成人最常见的两种侧凸类型。脊柱侧凸可分为结构性弯曲（僵硬、不柔软）或非结构性弯曲（柔软、可自行矫正或继发于非脊柱病变）。脊柱侧凸通常是在体格检查时被发现（Adams 身体前屈试验），然后通过影像学进一步证实。

ICD-10CM 编码

M41 脊柱侧凸

M41.0 婴儿特发性脊柱侧凸

M41.1 幼儿特发性脊柱侧凸

M41.20 未指明部位的其他特发性脊柱侧凸

M41.3 胸廓源性脊柱侧凸

M41.40 未指明部位的神经肌肉型脊柱侧凸

M41.80 未指明部位的其他类型脊柱侧凸

Q67.5 先天性脊柱畸形

流行病学和人口统计学（特发性脊柱侧凸）

好发性别：AIS 在男性和女性中的发病率相近，但是女性出现侧凸进展的风险比男性高近 10 倍，特发性脊柱侧凸的女性患者需要接受矫形手术治疗的概率大约是男性患者的 7 倍。ADS 的发病率无性别差异。

患病率：青少年的患病率为 1.5% ～ 3%。

好发年龄：

● 发病年龄多变

- 大多数脊柱侧凸出现在青少年时期（年龄 ≥ 11 岁）

体格检查和临床表现

- 典型表现是主诉外观姿势不佳，而不是疼痛或神经症状
- 记录患者的年龄（岁数＋月份）和身高
- 进行神经系统检查，以排除神经肌肉性疾病
- 检查肩部和髂嵴是否水平
- 触诊棘突以明确其排列
- 嘱患者弯腰约 45°，上半身前倾，双臂自然下垂（Adams 体位），从后面观察是否出现一侧背部隆起高于另一侧（图 35-1）
- 可在坐位时重复进行 Adams 前屈试验，以消除下肢不等长的影响

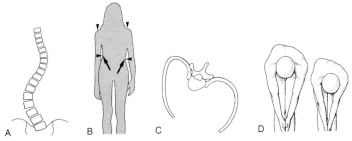

图 35-1　特发性脊柱侧凸的结构性改变。A. 随着弯曲角度的增加，原发性弯曲区域和代偿性弯曲区域的身体形态都会发生改变。**B.** 双肩不等高、腰线和肘部到腰部的间隙不对称是常见临床表现。**C.** 脊柱侧凸患者的特征性胸廓畸形由椎体旋转和凸侧肋骨向后移位造成。**D.** 在学校进行脊柱侧凸的筛查时，嘱被检查者弯腰前倾，此时即使轻微的肋骨不对称也很容易被发现

病因学

- 90% 的病例原因不明，因此称为特发性（遗传性）
- 先天性脊柱畸形
- 神经肌肉性疾病
- 下肢不等长
- 局部炎症或感染
- 急性疼痛（椎间盘疾病）
- 慢性退行性椎间盘疾病伴不对称性椎间盘狭窄

特发性或伴有先天畸形或神经肌肉疾病的脊柱侧凸所导致的弯曲是结构性弯曲。与之相对的非结构性弯曲（由下肢不等长、肌肉痉挛、炎症或急性疼痛等原因引起）在病因得到纠正后侧凸也会随之缓解。

Dx 诊断

评估

- 先天性脊柱畸形、神经肌肉疾病和其他少见类型的脊柱侧凸通常可以通过病史询问或相关的体格检查或影像学检查来确定

- 脊柱侧凸的诊断是基于体格检查异常，并通过患者站立位 X 线检查来确诊。体格检查中的 Adams 前屈试验结合脊柱侧凸测量仪能够筛查出脊柱侧凸，而影像学检查中测量 Cobb 角可以进一步明确诊断。Cobb 角可在胸腰椎 X 线平片上测得，定义为与弯曲头尾两端倾斜角度最大椎体的终板平行的两条直线之间的夹角。Risser 分级用于判断髂嵴骨骺的骨化程度。Risser 分级共分为 5 级，1 级指 25% 的髂嵴骨骺发生骨化，5 级为完全发生骨化。Risser 分级较低意味着脊柱有较高的生长潜能，Risser 分级为 0 级或 1 级的患者脊柱侧凸进展的风险最大。脊柱侧凸的筛查流程见图 35-2

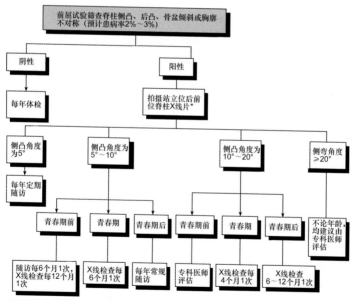

*采用Cobb角方法测量角度

1. 找到下终板向弯曲凹侧倾斜的最下位椎体。
2. 画出一条与该椎体下终板的延长线相垂直的直线。
3. 同样方法找到凹侧倾斜的最上位椎体，沿其上终板画另一条垂线。
4. 测量两条垂线的夹角，即为脊柱侧凸的角度。

图 35-2　脊柱侧凸的筛查和随访

影像学检查

- 包括骨盆和全脊柱后前位、侧位及仰卧左右侧屈位 X 线片
- 在青少年脊柱侧凸的评估过程中，反复拍片导致辐射暴露的风险很高，应尽可能做好乳腺和性腺的遮挡防护。嘱患者家属在转诊时可携带复印件就诊
- 在 X 线片上测量的 Cobb 角 > 10° 才能确诊为特发性脊柱侧凸
- 侧凸的严重程度通常通过 Cobb 角来评估（图 35-3）
- 一般情况下不必要进行 MRI 检查，除非患者伴有疼痛、神经功能障碍或左胸弯（通常与其他潜在的脊柱疾病有关）

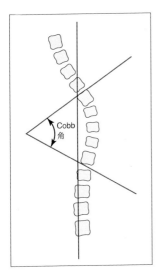

图 35-3　Cobb 角。通过测量侧凸头尾端倾斜角度最大椎体的上、下终板延长线的夹角得到。（From Tschudy MM，Arcara KM：The Harriet Lane handbook，ed 19，Philadelphia，2012，Mosby.）

Rx 治疗

常规治疗

- 若为非结构性侧凸，则对其病因进行治疗或纠正
- 早发现是治疗遗传性（特发性）脊柱侧凸的关键
- 侧凸角度 < 20° 时，定期观察
- 若侧凸无进展，则反复拍片应限制为每年 1 次
- 对于骨骼尚未发育成熟（Risser 分级 0 ～ 2 级）的特发性脊柱侧凸患者，若侧凸角度为 25° ～ 45°，予以佩戴支具以阻止侧凸进展

- 对于骨骼尚未发育成熟且侧凸角度＞45°的特发性脊柱侧凸患者，予以手术治疗（图 35-4）

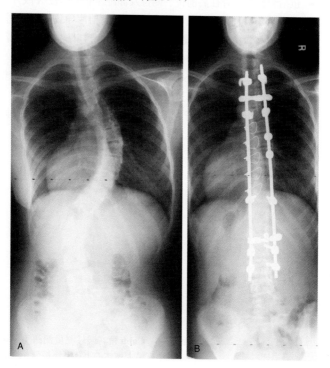

图 35-4 14 岁女性患者术前站立位后前位 X 线检查，骨骼尚未发育成熟，出现 68°的右胸弯和 53°的左腰弯畸形（**A**）。患者躯干右倾，左肩稍降低。基于未来进展的风险，患者接受了从 T3 至 L3 的后路内固定融合手术，右胸弯矫正至 20°，左腰弯矫正至 10°（**B**）。患者的冠状面平衡得到恢复，双肩高度也得以维持。（From Kliegman RM：Nelson textbook of pediatrics，ed 21，Philadelphia，2020，Elsevier.）

预后

- 发现侧凸时的 Cobb 角度越大，进展的概率也越大
- 即将进入生长发育高峰期的儿童侧凸进展最为常见
- 女性患者的脊柱侧凸更容易进展
- 角度＜20°的侧凸，有 50% 以上的概率会自行改善
- 如果未及时诊断和治疗脊柱侧凸，则可能导致畸形进展、疼痛及心肺功能损害

- 成人脊柱畸形角度＞ 50° 可能发生持续进展，并最终导致疼痛和肺功能损害
- 在普通人群和青少年特发性脊柱侧凸的患者中，背痛的发生率没有差异

转诊

如果结构性侧凸角度＞ 20°，或结构性侧凸角度＜ 20° 但随访时侧凸角度进展 5° 以上时，应转诊至骨科相关领域专家处就诊。

 ## 重点和注意事项

专家点评

- 先天性脊柱侧凸合并心脏和泌尿系统畸形的发生率很高
- 支具治疗的目的并不是完全矫直特发性侧凸，虽然它能够使侧凸得到部分改善，但其主要目的是稳定脊柱和阻止侧凸进展
- 发现侧凸时的 Cobb 角度（≥ 25°）是预测弯曲是否会长期进展的最重要指标

推荐阅读

American Academy of Orthopedic Surgeons: *Position Statement: screening for the early detection of idiopathic scoliosis in adolescents*. www.aaos.org/uploadedFiles/1122%20Screening%20for%20the%20Early%20Detection%20of%20Idiopathic%20Scoliosis%20in%20Adolescents%202%201%2016.pdf, February 2016.

Brooks JT: Sponseller PD: What's new in the management of neuromuscular scoliosis, *J Pediatr Orthop* 36(6):627-633, 2016.

Gomez JA et al: Nonsurgical management of adolescent idiopathic scoliosis, *J Am Acad Orthop Surg* 24(8):555-564, 2016.

Herring JA: *Tachdjian's pediatric orthopaedics*, ed 4, Philadelphia, 2008, Saunders.

Horne JP, Flannery R, Usman S: Adolescent idiopathic scoliosis: diagnosis and management, *Am Fam Physician* 89(3):193-198, 2014.

Hresko MT: Idiopathic scoliosis in adolescents, *N Engl J Med* 368:834-841, 2013.

Hresko M et al: Early detection of idiopathic scoliosis in adolescents, *J Bone Joint Surg Am* 98(16):e67, 2016.

Kim W, Porrino JA, Hood K et al: Clinical evaluation, imaging, and management of adolescent idiopathic and adult degenerative scoliosis, *Curr Probl Diagn Radiol* 48(4):402-414, 2019.

Oetgen ME et al: Radiographic resource utilization in the initial referral and evaluation of patients with adolescent idiopathic scoliosis, *J Am Acad Orthop Surg* 26:441-445, 2018.

Sengupta DK, Webb JK: Scoliosis, the current concepts, *Indian J Orthop* 44(1):5, 2010.

U.S. Preventive Services Task Force: *Idiopathic scoliosis in adolescents: screening*, 2014.www.uspreventiveservicestaskforce.org/Page/Document/RecommendationStatementFinal/idiopathic-scoliosis-in-adolescents-screening.

Weinstein JL et al: Effects of bracing in adolescents with idiopathic scoliosis, *N Engl J Med* 369:1512-1521, 2013.

第 36 章　脊柱关节病
Spondyloarthropathies

Matthew J. White

李亚伟　译　王孝宾　审校

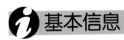 基本信息

定义

　　脊柱关节病（spondyloarthropathies，SpA）是一组全身性自体炎症性疾病，其血清类风湿因子呈阴性，与炎症相关的潜在遗传风险有关。该组疾病包括强直性脊柱炎、银屑病关节炎、反应性关节炎、肠病性关节炎和未分化脊柱关节炎（表 36-1）。SpA 根据轴性关节或周围关节受累、有无影像学进展可分为不同的类型。

表 36-1　强直性脊柱炎及相关疾病的比较

特点	强直性脊柱炎	银屑病关节炎	反应性关节炎	肠病性关节病
性别（男：女）	（2～3）：1	1：1	1：1	1：1
发病年龄	＜ 40 岁	35～55 岁	20～40 岁	任意年龄
骶髂关节炎或脊柱炎（%）	100	～ 20	～ 40	＜ 20
骶髂关节炎对称性	对称	非对称	非对称	对称
外周关节炎（%）	～ 25	95	90	5～20
分布	中轴和下肢	多变	下肢	多变
HLA-B27 阳性率（%）	85～95	25～60*	30～70	7～70[†]
葡萄膜炎	0～40	～ 20	～ 50	＜ 15

* 伴有脊柱炎时为 60%
[†] 伴有脊柱炎时为 70%
From Hochberg MC: Rheumatology, ed 7, Philadelphia, 2019, Elsevier.

同义词

　　脊柱关节炎

脊椎病

脊椎炎

椎关节病

ICD-10CM 编码

M46.80	其他指定的炎症性脊椎病，未指明部位
M46.82	其他指定的炎症性脊椎病，颈段
M46.83	其他指定的炎症性脊椎病，颈胸段
M46.86	其他指定的炎症性脊椎病，腰段
M46.87	其他指定的炎症性脊椎病，腰骶段
M46.89	其他指定的炎症性脊椎病，多部位
M46.81	其他指定的炎症性脊椎病，枕寰枢段
M46.88	其他指定的炎症性脊椎病，骶尾段
M46.84	其他指定的炎症性脊椎病，胸段
M46.85	其他指定的炎症性脊椎病，胸腰段

流行病学和人口统计学

患病率：全球 SpA 患病率为 0.2% ～ 1.6%，其中美国患病率超过 1%，而 HLA-B27 的阳性率随地区而异。

好发性别和年龄：以 45 岁以下男性患者为主，既往报道的男女性比例为 10∶1，近期报道约为 3∶1。45 岁以上患者可能由于诊断延迟而伴有严重的慢性疾病。

遗传学因素：目前已知相关性最大的遗传危险因素是 *HLA-B27* 等位基因。

危险因素：*HLA-B27* 等位基因 *、男性 *、吸烟 *、种族背景、SpA 家族史和部分感染（* 易出现严重的临床症状）。

体格检查和临床表现

- **病史：**
    1. 炎症性腰痛常为主要症状：
        a. 晨起时腰部或臀部疼痛和僵硬，甚至影响睡眠，活动后症状可缓解
        b. 晨僵一般持续 1 h 以上
        c. 服用 NSAID 后症状可改善
        d. 中轴骨 SpA 的敏感性高达 90%，阳性似然比高达 2.2

2. 系统综合检查可能发现全身和外周炎症症状：

   a. 葡萄膜炎：眼部疼痛性炎症

   b. 银屑病：慢性皮肤炎伴有红色斑块和银色鳞片

   c. 炎症性肠病：克罗恩病和溃疡性结肠炎

   d. 滑膜炎：关节滑膜炎症

   e. 附着点炎：肌腱或韧带与骨吻合处炎症

   f. 指炎：指腱鞘炎，呈典型香肠样外观

- **体格检查：**

1. 中轴骨关节：脊柱和骶髂关节

2. 检查脊柱曲度，触诊有无压痛，评估颈椎、胸椎和腰椎的活动范围。测量枕骨轴位活动范围、胸廓扩张程度。SpA 患者可能出现 Schober 试验异常（图 36-1）。嘱患者取直立位，对双侧髂后上棘连线中点（"维纳斯的酒窝"）及距其上方 10 cm 的点进行标记，使患者保持下肢直立而腰部最大限度向前屈曲，此体位下再测量两点间距离 < 5 cm 则表明 Schober 试验结果异常。腰椎退行性疾病患者也可出现 Schober 试验结果异常。Patrick 和 Gaenslen 试验可检查是否存同时存在骶髂关节炎

3. 外周关节：下肢症状较重

4. 检查炎症表现，包括指炎、滑膜炎和附着点炎

5. 评估全身受累情况，常表现为前葡萄膜炎和银屑病：

   a. 裂隙灯诊断前葡萄膜炎

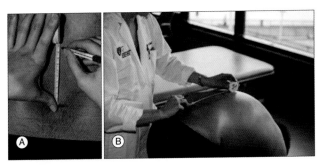

图 36-1　Schober 试验。**A**. 患者直立，两侧髂后上棘连线中点起测量 10 cm。**B**. 嘱患者最大限度地前屈而下肢保持直立。正常情况下，前屈后两点之间长度应 > 15 cm。（From Hochberg MC：Rheumatology, ed 7, Philadelphia, 2019, Elsevier.）

　　b. 全面皮肤检查以发现隐匿性银屑病；检查指甲有无变化

- 肌肉骨骼表现常累及机械应力较大的承重关节，因此检查腰椎、骶髂关节和下肢尤为重要
- 中轴骨受累程度可采用特定检查方法进行评估，其可用于追踪疾病的活动性以及对治疗的反应

病因学

- **遗传学**：*HLA-B27* 等位基因与 SpA 有很强的相关性，其机制尚不完全清楚
- **环境**：微生物感染、屏障防御机制（皮肤和肠道黏膜）破坏以及机械性关节压力均可诱发炎症反应，进而演变成不同类型 SpA 所特有的体征和症状
- **自体炎症**：参与 SpA 发病的炎症级联反应的关键分子包括 TNF、IL-12、IL-17、IL-23 及前列腺素。已有针对这些分子进行靶向治疗成功的案例，这将有助于理解其在 SpA 病因学中的作用

Dx 诊断

表 36-2 总结了 SpA 的诊断标准。

表 36-2　SpA 的诊断标准 *

Amor 标准	ESSG 标准
A. 既往或现有临床表现：	炎症性背痛或滑膜炎
1. 夜间背痛和（或）晨起背部僵硬（1 分）	- 不对称性滑膜炎或以下肢滑膜炎为主
2. 不对称少关节炎（2 分）	
3. 无其他细节的臀部疼痛（1 分）或交替性臀部疼痛（2 分）	合并以下 1 项或多项：
4. 香肠样手指或脚趾（2 分）	- 阳性家族史
5. 跟痛症或其他附着点病变（2 分）	- 银屑病
6. 虹膜炎（2 分）	- 炎症性肠病
7. 关节炎发病前 1 个月内的非淋菌性尿道炎（1 分）	- 尿道炎、宫颈炎或关节炎前 1 个月内有急性腹泻
8. 关节炎发病前 1 个月内的急性腹泻（1 分）	- 左右交替的臀部疼痛
9. 既往或现有银屑病和（或）龟头炎和（或）炎症性肠病（2 分）	- 附着点炎
	- 骶髂关节炎（X 线）

Amor 标准	ESSG 标准

B. 影像学改变：

10. 双侧骶髂关节炎≥2 级，或单侧≥3 级
（3 分）

C. 遗传易感因素：

11. 存在 HLA-B27 抗原和（或）强直性脊
柱炎、赖特综合征、银屑病、葡萄膜炎或
慢性肠道疾病的家族史（2 分）

D. 治疗反应：

12. 开始服用 NSAID 后 48 h 内好转和
（或）停用 NSAID 后 48 h 内复发（2 分）

* ≥6 分可确诊 SpA；如果为 5 分，则诊断为疑似 SpA

ESSG，欧洲脊柱关节病研究小组；NSAID，非甾体抗炎药

From Hochberg MC：Rheumatology，ed 7，Philadelphia，2019，Elsevier.

鉴别诊断

- 血清阴性类风湿关节炎（外周表现）
- 退行性椎间盘疾病（轴性表现）或椎间盘退行性改变
- 炎症性骨关节炎（轴性或外周表现）
- 肥厚性骨关节病（外周表现）

评估

- 对 NSAID 敏感的慢性炎症性腰痛的年轻患者（尤其是 45 岁以下）应进行筛查
- 银屑病、炎症性肠病或近期出现伴有新发腰痛或外周关节痛的胃肠道或泌尿生殖道感染的患者应进行筛查
- 筛查应从全面的病史询问和体格检查入手
- 临床存疑时，建议行 HLA-B27 检测及骶髂关节和（或）腰椎影像学检查

实验室检查

- HLA-B27：
  1. 检测结果阴性不能排除 SpA
  2. 敏感性：强直性脊柱炎 95%，反应性关节炎 80%，银屑病关节炎 70%，肠病性关节炎 50%
- ESR 和 CRP 升高、慢性病贫血、白细胞增多、血小板增多可

反映炎症活动。CRP 或 ESR 正常不能排除 SpA

- 类风湿关节炎抗体检测通常为阴性（RF、CCP）
- 滑液呈炎症性、非特异性，WBC > 2000/mm^2

影像学检查

- **X 线**：骶髂关节和腰椎：
  1. 早期可无炎症性改变
  2. 发病时，20% ～ 80% 的患者无典型影像学改变
  3. 可能存在结构损伤的表现，如骨质侵蚀、关节增生、硬化或僵硬
- **MRI**：骶髂关节和腰椎：
  1. 早期可出现软骨下骨髓水肿
  2. 当 X 线检查和临床表现难以确诊但临床医生仍高度怀疑中轴骨 SpA 时，需行 MRI 协助诊断

Ⓡⓧ 治疗

利用多学科方法可以改善症状、保留运动功能和防止结构性损伤。

非药物治疗

- 物理治疗或其他专科治疗能够提高功能疗效
- **手术治疗**：
  1. 关节置换（髋关节等高冲击关节）
  2. 脊柱楔形截骨术（晚期轴性疾病）
  3. 结肠切除术（晚期肠病性关节炎）

常规治疗

- NSAID 为治疗急性 SpA 的一线药物
- 应避免使用类固醇治疗银屑病关节炎，因其可能引起危及生命的脓疱性银屑病和红皮病

长期管理

- **NSAID**：
  1. 高达 35% 的患者能够缓解
  2. 疾病早期疗效最好
  3. 持续服药可预防中轴骨疾病影像学表现进一步恶化

- **改善病情的抗风湿药（DMARD）**：仅对外周病变有效，对轴性疾病无效，如甲氨蝶呤、来氟米特、柳氮磺吡啶
- **TNF 抑制剂**：NSAID 或 DMARD 治疗失败时使用，如英夫利昔单抗、阿达利单抗、戈利木单抗、依那西普、赛妥珠单抗
- **IL-17 和 IL-12/23 抑制剂**：TNF 抑制剂治疗失败时使用
  1. 近期研究显示与 TNF 抑制剂的疗效相似
  2. 礼来 Taltz（Ixekizumab）（IL-17 抑制剂）被批准用于治疗强直性脊柱炎
  3. 优特克单抗（IL-12/23 抑制剂）和苏金单抗（IL-17 抑制剂）对银屑病关节炎有效。苏金单抗也被批准用于治疗强直性脊柱炎
  4. 优特克单抗对克罗恩肠病性关节炎有效
- **JAK 抑制剂**：处于临床 Ⅱ 期试验阶段

托法替尼（JAK1、2、3 抑制剂）被证明能改善中轴骨 SpA 的临床和影像学结果，临床 Ⅲ 期试验数据尚待公布。托法替尼已被批准用于治疗溃疡性结肠炎和银屑病关节炎

补充和替代治疗

- 缺乏强有力的临床试验
- 一些小规模研究表明，普拉提、太极、深层组织按摩和电水疗法有助于中轴骨 SpA 症状缓解

预后

- 进展期轴性疾病患者的关节功能和活动度可能受限
- 银屑病关节炎是心血管疾病的独立危险因素

转诊

必要时可转诊至风湿科、皮肤科、眼科、消化科、感染科。

 重点和注意事项

专家点评

　　患有慢性炎症性腰痛的年轻患者应转诊至风湿科。如果符合典型临床特征，则不需要 HLA-B27 阳性即可诊断。早期轴性疾病可能需要通过 MRI 检查发现。对于无影像学改变的活动性或稳定性中轴骨 SpA 患者，并不推荐定期（如每隔 2 年）重复进行脊柱 X 线

检查。可采用临床评分系统和体格检查追踪轴性疾病的活动，传统DMARD治疗轴性疾病无效。

预防

高度警惕和及时转诊有利于早期诊断。早期予以靶向治疗可以防止症状和影像学进展。

患者和家庭教育

戒烟是关键环节。告知患者家属遗传因素的重大影响。对于银屑病和炎症性肠病的患者，应告知与炎症性腰痛或外周关节痛相关的症状，以动态监测此类高危人群的 SpA 病情进展。

相关内容

强直性脊柱炎（相关重点专题）

银屑病关节炎（相关重点专题）

反应性关节炎（赖特综合征）（相关重点专题）

肠病性关节炎（相关重点专题）

推荐阅读

Benjamin M, McGonagle D: The anatomical basis for disease localization in seronegative spondyloarthropathy at entheses and related sites, *J Anat* 199:503-526, 2001.

Danve A, Deodhar AA: Complementary medicine for axial spondyloarthritis: is there any scientific evidence? *Curr Opin Rheumatol* 30:4, 2018.

Poddubnyy D et al: The diagnostic value of the symptom of inflammatory back pain in the rheumatology setting [abstract], *Arthritis Rheumatol* 68(Suppl 10), 2016.

Reveille JD: Epidemiology of spondyloarthritis in North America, *Am J Med Sci* 341:4, 2011.

Rudwaleit M et al: The Assessment of Spondyloarthritis International Society classification criteria for peripheral spondyloarthritis and spondyloarthritis in general, *Ann Rheum Dis* 70:25-31, 2011.

Sieper J et al: Axial spondyloarthritis, *Nat Rev Dis Primers* 1:1501, 2015.

Stolwijk C et al: Global prevalence of spondyloarthritis: a systemic review and meta-regression analysis, *Arthritis Care Res* 68:9, 2016.

Tobin AM et al: Cardiovascular disease and risk factors in patients with psoriasis and psoriatic arthritis, *J Rheumatol* 37:1386-1394, 2010.

Ward MM et al: 2019 Update of the American College of Rheumatology/Spondylitis Association of America/Spondyloarthritis Research and Treatment Network Recommendations for the treatment of ankylosing spondylitis and nonradiographic axial spondyloarthritis, *Arthritis Care Res* 71(10):1285-1299, 2019.

Diffuse Idiopathic Skeletal Hyperostosis

Joanne Szczygiel Cunha

刘俍　译　任晓磊　审校

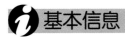 基本信息

定义

弥漫性特发性骨肥厚（diffuse idiopathic skeletal hyperostosis，DISH）是一种主要累及中轴骨的系统性疾病。其特点是广泛的骨质增生以及软组织的钙化和骨化，包括韧带及其附着处。DISH 与某些代谢异常有关。

同义词

强直性骨肥厚

Forestier 病

ICD-10CM 编码

M48.10　未指明的强直性肥厚

M48.11　枕骨髁、寰枢椎强直性肥厚

M48.12　颈椎强直性肥厚

M48.13　颈胸段强直性骨肥厚

M48.14　胸椎强直性肥厚

M48.15　胸腰椎强直性肥厚

M48.16　腰椎强直性肥厚

M48.17　腰骶部强直性肥厚

M48.18　骶尾部强直性肥厚

M48.19　脊柱多发强直性肥厚

流行病学和人口统计学

患病率：DISH 在不同的人群中的患病率不同，DISH 的患病率与年龄、种族、地理位置和医疗环境等因素有关。研究表明，DISH

在发达国家中更常见，可能是由于这些国家放射性成像检查的高频使用。男性患病率更高，50 岁以上男性的患病率为 10% ～ 25%，而 50 岁以上女性为 5% ～ 15%。患病率会随年龄增长而升高，据报道，70 岁以上男性的患病率高达 35%，70 岁以上女性为 26%。

好发性别和年龄：

- 男性居多，男女性比例为 2 : 1
- 多见于 50 岁以上的老年患者

遗传学因素： 在部分人群中，*COL6A1* 基因与后纵韧带骨化有关，而后纵韧带骨化与 DISH 有关。DISH 患者可能缺乏基质 Gla 蛋白和 Dicckopf-1（骨形成抑制因子），从而导致骨质增生。

危险因素：

- 肥胖
- 2 型糖尿病
- 血脂异常
- 高血压
- 高胰岛素血症
- 生长激素和胰岛素样生长因子（IGF-1）水平升高
- 慢性维生素 A 中毒 / 使用类视黄醇

体格检查和临床表现

大多数 DISH 患者无症状，也可出现脊柱或外周关节僵硬。脊柱骨赘形成后会压迫周围结构和组织，出现吞咽困难（DISH 累及颈椎）、脊髓病、四肢瘫痪、椎管狭窄和后纵韧带骨化。韧带骨化和钙化会导致关节活动范围减小，前屈活动受限，骨折风险增加。外周感觉异常的程度通常较轻，但是机械应力会导致肌腱损伤并引起疼痛。在 DISH 患者中，特定外周关节可发生明显的肥厚性改变，且与骨关节炎（OA）无关，如掌指关节、肘关节、肩关节和踝关节。DISH 中常见胸椎受累，但其在 OA 中不常见。DISH 患者在骨科手术（如髋关节置换术）后发生异位骨化的风险增加。

病因学

DISH 的病因及其导致骨质增生的原因均不清楚。位于末端的软骨细胞被激活可引起相邻基质的改变，导致骨化（图 37-1）。局部血管浸润也可促进骨化。

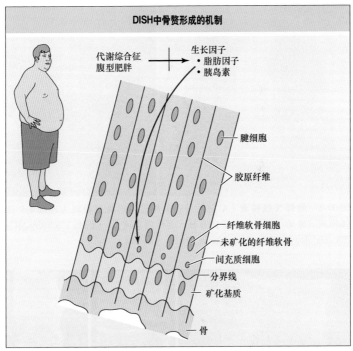

DISH中骨赘形成的机制

代谢综合征
腹型肥胖

生长因子
• 脂肪因子
• 胰岛素

腱细胞

胶原纤维

纤维软骨细胞
未矿化的纤维软骨
间充质细胞
分界线
矿化基质

骨

图 37-1　弥漫性特发性骨肥厚（DISH）的特征。细胞对生长因子的刺激产生反应，导致新骨形成。（From Hochberg MC：Rheumatology，ed 7，Philadelphia，2019，Elsevier.）

Dx 诊断

　　DISH 的诊断主要依靠影像学。骨赘形成主要见于胸椎，颈椎、腰椎较少见。胸椎右侧可见粗大骨赘，似乎在相邻椎骨之间"流动"（图 37-2），可能是由左侧主动脉的压力作用导致。前纵韧带发生骨化时（图 37-3），椎体附着点骨皮质保留。在受累节段内椎间盘的高度保持不变。外周骨赘主要见于末端区域，尤其是踝关节周围（跟腱和足底筋膜）、膝关节（髌周韧带）和肘关节（鹰嘴）。周围可见新骨形成，远端指尖簇增厚，籽骨增大，骨皮质变厚。没有证据表明有骨突关节强直或骶髂关节受累。

　　最常用 Resnick 和 Niwayama 诊断标准，其基于脊柱的 X 线特点：

- 至少 4 个相邻椎体连接处新骨 / 骨赘形成或前外侧纵韧带

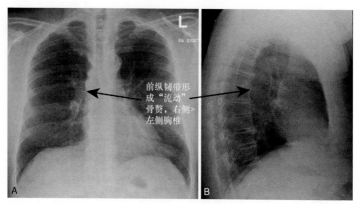

图 37-2　胸部 X 线检查（A. 前后位；**B.** 侧位）的典型表现为连续 4 个锥体形成"流动"骨赘，主要在右侧，无椎间盘改变。（From Hochberg MC: Rheumatology，ed 7，Philadelphia，2019，Elsevier.）

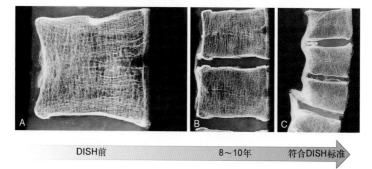

图 37-3　弥漫性特发性骨肥厚（DISH）的进行性脊椎影像改变。A. 早期改变，前纵韧带附着于椎体中部，且有骨化。除附着部位外，骨化区与完整的皮质区分离。**B.** 中晚期改变，骨化的前纵韧带连接椎间盘间隙，但仍附着在椎体中部的皮质上。**C.** 晚期改变，典型 DISH，骨赘附着在皮质处。骨化韧带增厚并断裂。（From Hochberg MC: Rheumatology，ed 7，Philadelphia，2019，Elsevier.）

骨化
- 受累区椎间盘高度保持不变
- 无椎间盘退行性疾病，无骶髂关节或椎间关节受累或改变

另一种诊断标准中还包括外周附着点炎。新的诊断标准可用来辅助识别早期的轻微改变，如影响脊柱的其他部分，或是最初表现为外周肌腱附着点炎的病变。

鉴别诊断

- 强直性脊柱炎（表 37-1 列举了主要差异）
- 退变性椎间盘病——颈椎病
- 肢端肥大症
- 后纵韧带骨化

表 37-1　弥漫性特发性骨肥厚和轴性脊柱关节病的鉴别

	弥漫性特发性骨肥厚	轴性脊柱关节病
好发年龄	＞ 50 岁	＜ 40 岁
代谢紊乱	有	无
HLA B27	无关	有关
脊柱骨赘形成	通常旺盛，保留骨皮质；前纵韧带和椎骨骨赘之间可能有间隙	骨赘呈狭窄、垂直排列，与下方椎体融合
骶髂关节	X 线平片可显示骨赘，导致无侵蚀或硬化的"轻度融合"。CT 扫描可显示骶髂前关节线融合，无侵蚀或硬化。骨扫描和 MRI 正常	X 线平片可显示由侵蚀、桥接新骨和关节线硬化引起的多种关节不规则。CT 扫描可显示多种骶髂关节不规则、侵蚀、融合或硬化。在炎症活动区，骨扫描显示摄取增加，MRI 显示骨髓水肿和滑膜炎
肌腱附着区	通常较大，皮质清晰；有时在附着点处有一定间隙	骨赘通常较小，边缘不清晰，且不规则、蓬松

CT，计算机断层扫描；HLA，人类白细胞抗原；MRI，磁共振成像

From Hochberg MC：Rheumatology，ed 7，Philadelphia，2019，Elsevier.

评估

　　DISH 的诊断主要依靠影像学。有体重增加、BMI 升高、腰围增加、收缩压升高等危险因素的患者存在患心血管疾病的风险，应进行心血管疾病的评估。

实验室检查

- 常规生化检查和 ESR 检查正常
- 实验室检查应包括对代谢综合征的评估，如空腹血糖或糖化血红蛋白、胆固醇等
- 尿酸

影像学检查

- 脊柱前后位、侧位 X 线检查（图 37-4）
- 脊柱 CT 或 MRI（图 37-5）（通常不需要，除非评估其他可能的情况，如椎管狭窄）
- 有症状的外周关节 X 线平片

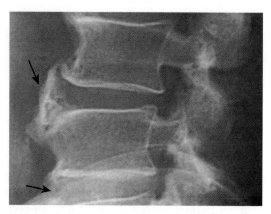

图 37-4　腰椎弥漫性特发性骨肥厚（DISH）。腰椎侧位 X 线检查显示 DISH 的早期改变。前纵韧带（箭头）钙化明显，最终将演变为横跨多个脊柱水平的流动骨赘。（From Firestein GS：Kelley's textbook of rheumatology，ed 9，Philadelphia，2013，Saunders.）

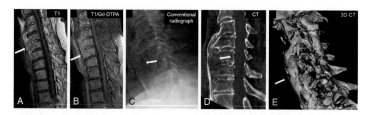

图 37-5　颈椎弥漫性特发性骨肥厚（DISH），特点是骨赘形成（箭头），并超过前纵韧带的长度。**A.** T1 加权图像。**B.** T1/钆二乙基三胺–五乙酸（T1/Gd-DTPA）图像。**C.** 传统 X 线图像。**D.** CT 图像。**E.** 三维 CT（3D-CT）图像。（From Hochberg MC：Rheumatology，ed 7，Philadelphia，2019，Elsevier.）

Rx 治疗

目前尚无针对 DISH 的有效治疗方法，主要是对症治疗（表 37-2）。

- 体重管理

- 代谢综合征的治疗和控制
- 治疗心血管危险因素

表 37-2 弥漫性特发性骨肥厚的治疗

情况	治疗
脊柱和外周附着点炎	
无症状（常见）	鼓励锻炼和控制体重；评估心血管危险因素
有症状	上述治疗结合物理治疗、局部皮质类固醇注射治疗、镇痛药和抗炎药物
并发症	
关节突关节炎	物理治疗、皮质类固醇注射
椎管狭窄	运动、皮质类固醇注射、手术
吞咽困难	保守治疗（如小餐）、手术
骨关节炎	标准治疗
相关代谢综合征	
高血压、糖尿病、血脂异常、痛风、肥胖	积极治疗

From Hochberg MC：Rheumatology，ed 7，Philadelphia，2019，Elsevier.

非药物治疗

- 物理治疗，轻度运动
- 热敷
- 对于外周附着部位疼痛，可以进行局部处理，如应用足底热疗的鞋垫或矫形器，以及在其他部位应用保护性绷带
- 很少需要手术干预，除非发生颈椎骨赘引起的吞咽困难或椎管狭窄等并发症

常规治疗

- 镇痛药和 NSAID
- 局部皮质类固醇注射

长期管理

- 疼痛按上述方法进行处理

- 预防骨科手术后异位骨化：NSAID、抗维生素 K 药物和放射治疗

相关内容

强直性脊柱炎（相关重点专题）

骨关节炎（相关重点专题）

推荐阅读

Hiyama A et al: Prevalence of diffuse idiopathic skeletal hyperostosis (DISH) assessed with whole-spine computed tomography in 1479 subjects, *BMC Musculoskelet Disord* 19(1):178, 2018.

Katzman WB et al: Diffuse idiopathic skeletal hyperostosis (DISH) and impaired physical function: the Rancho Bernardo Study, *J Am Geriatr Soc* 65(7):1476-1481, 2017.

Mader R, Verlaan J, Buskila D: Diffuse idiopathic skeletal hyperostosis: clinical features and pathogenic mechanisms, *Nat Rev Rheumatol* 9:741-750, 2013.

Slobin G, Lidar M, Eshed I: Clinical and imaging mimickers of axial spondyloarthritis, *Semin Arthritis Rheum* 47(3):361-368, 2017.

Vaishya R et al: Diffuse idiopathic skeletal hyperostosis (DISH)—a common but less known cause of back pain, *J Clin Orthop Trauma* 8(2):191-196, 2017.